中村明澄

在宅医が伝えたい

「幸せな最期」を過ごすために大切な21のこと

講談社+α《プラスアルファ》新書

はじめに

私は、在宅緩和ケア充実診療所「向日葵クリニック」（千葉県八千代市）で訪問診療を行う在宅医です。在宅医になって一一年。これまで一〇〇〇人を超える患者さんを看取り、「できるだけお家で過ごしたい」という患者さんの希望が叶えられるよう努めてきました。

「死ぬときぐらい好きにさせてよ」

「生きるのも日常、死んでいくのも日常」

これは、亡くなった樹木希林《ききききりん》さんの言葉です。私は最期を支える日々の中で、まさにこの言葉通りだと実感しています。

人生の最終段階、自分の好きなように生き抜くことができたら素敵ですよね。もちろん、大切な人との別れは、とてもつらく寂しいものです。しかし死は、誰の元にも必ず訪れるもので、生きている日常の中にあるものです。ですから必要以上に死を恐れることなく、日々を、そしてその瞬間を、大切に過ごすことができたらと思うのです。同じ時間を過ごすなら、さらにその時間が限られているならなおのこと、穏やかに良い時間を過ごしてほしい――。そう心から願っています。

こうした思いを胸に、日々患者さんやご家族と接する中で、「ああ、こんな風に過ごせたら素敵だな」と思うことがあります。そこに共通しているのは、物事を明るい方向から見ていること。これを私は「幸せ感じ力」と呼んでいますが、幸せ感じ力が高い人は、総じて幸せな人生の最終段階を迎えているように感じます。例えばご飯を「一口でも食べられた」と思うか、「これだけしか食べられなかった」と思うか。また大切な人を見送った後に「あれもできた」と思うか、「あれだけしかできなかった」と思うか。たとえ同じ状況であっても、ものの見方や捉え方で、心のあり方が大きく変わってきます。そして、その心のあり方が、幸せな時間を過ごせるかどうかに大きく関わってくるのではないかと思います。

そして、もう一つ大切なことが、自分たちにとって納得のいく選択ができていること。療養が必要になった時、どこで過ごすのか、何を大切にして過ごしたいのか――。これらを自分たちの意思で選択していくことが、ポジティブな心のあり方に大きくつながってくる印象です。

自分たちで選択するには、正しい知識が必要です。知らないと、自分たちで選択することもできません。

つまり、幸せな時間を過ごす第一歩は、〝知ること〟から始まると思うのです。

この本では、主に暮らし慣れた自宅で、幸せな時間を過ごすために知っておいてほしい知識について、私がこれまで関わってきた患者さんのエピソードとともにまとめました。

病院で亡くなる人がまだまだ多い現在ですが、「最期は家で過ごしたい」と願う人が多いのも事実です。コロナ禍を経て、死生観が変わった人も少なくないと思います。

何を大事にして過ごしたいかは、人それぞれで変わってきます。そして、過ごし方は一人ひとり違って良いのです。どんな人でも自宅がベストというわけではありませんが、大切なのは、自分らしい時間を過ごせるかどうか、大切な人と良い時間を過ごせるかどうかだと思います。

この本が、自分らしい生き方、そして自分らしい最期の過ごし方を考えるきっかけになればと願います。

目次

1　納得する最期は自分たちで決める

医師に従う段階から医師とともに考える段階へ

病気や怪我をしたら病院に行き、そこで医師が出した方針に従って治療を受ける——。これはみなさんが幼い頃から、ごく自然な流れとして受け止めてきた医療との向き合い方だと思います。ところが人生のある時期に差し掛かると、たとえ同じ病気であっても、医師が出した方針に従うのではなく、医療者と一緒に方針を考える段階に変わってきます。

例えば、肺炎と診断され、医師から「入院して治療したほうがいい」と言われた場合。もし四〇～五〇代でしたら、基本的には医師のすすめに従って入院すると思います。しかし、これが八〇代、九〇代の高齢者となるとどうでしょうか。入院した場合、仮に肺炎が治っても、入院によって足腰が弱って寝たきりになる可能性もあります。本人のその後の人生を考えると、入院がベストの選択と言えるのか、難しくなってきます。つまり、人生の最終段階が近づくほどに、「絶対にこの選択がいい」という医療的な正解がなくなってくるのです。

医師から「どうしたいですか？」と意見を求められるようになるのは、このように医療的な正解が一つではなくなってきた時です。これまで医師が決めた方針に沿うのが当たり前としてきた多くの人は、「先生はなぜ突然、こちらに意見を求めるのだろう？」と戸惑うかもしれません。しかし正解がないからこそ、自分たちで選択して決めていくことが大切になってくるのです。そして、ひいてはそれが、納得のいく最期につながってくると感じています。

さてあなたに質問です。

あなたのお父さんが九〇歳だとして、二日前から痰《たん》と咳《せき》の症状が出てるとします。そして今朝から食事をまったくとることができず、三八・七度の発熱があって寝込んでいます。こんな時、あなたなら次の行動のなかからどれを選択しますか？

① 救急車を呼ぶ

② 病院に連れて行く

③　診療所に連れて行く
④　往診を頼む
⑤　もう少し様子を見る

いかがでしょうか。ここであなたが選択した答えに、医療的な正解はなく、どの答えもあなたにとっての正解になります。

そこでもうひとつ質問です。今と同じ質問で、対象があなたのお父さんではなく、「あなた自身が九〇歳だったら」どうしてほしいでしょうか？

先ほどのお父さんの時に選んだ答えと違う答えを選んだ方もいるのではないでしょうか。

同じ状況であっても、対象が変わることで、選択は変わってきます。もちろん、ここで選択した答えにも、医療的な正解はありません。講演会などでこの質問をすると、どの選択肢にも手が挙がりますし、二つの質問で答えが変わる方もいます。それでいいのです。年齢や生活スタイルや性格、もともとの健康状態や持病の有無などによっても、何を選ぶかが変わってきます。

このように、発熱という状態をひとつとっても、自分と親という対象や、年齢や状況によっても答えが変わってきます。ですから医療的な正解がひとつでなくなった時は、それぞれの価値観に合わせて選択したものが、それぞれにとっての正解になります。

この「自分の価値観に合わせて選択する」ということこそ、幸せな最期を考える上で大切なことです。それが、後から「こんなはずじゃなかった」と後悔しないことにつながります。時折、患者さんや家族が「私たちでは決められないので、先生が決めてください」とおっしゃることがあります。しかし私たち医療者は、患者さんや家族が何か迷った時に選択肢を提示して一緒に考えることはできても、意思そのものを決定することはできません。どこでどう過ごすか、何をどこまでやるかという判断は、本人や家族が自分たちの価値観と照らし合わせ、「自分たちがどうしたいか」という視点で決めることなのです。

例えば、あなたがもし「余命三ヵ月」と言われたら、どうでしょうか？

考えたくないことかもしれませんが、この問いを考えることで、自分にとって何が大事なのかが自ずと見えてくるはずです。

自分がこれからどう生きたいか、大切な人とどう関わっていきたいか、老後はどう過ごしたいかと、広く自分の今後について考えてみていただきたいと思います。

幸せな最期を迎えるための三つの条件

「生き方も〝逝き方〟も自分らしく」というのは、私が考える幸せな最期のあり方です。これまで数多くの看取りをしてきて思うのは、幸せな最期は、自分らしい〝逝き方〟を選ぶことで訪れるように感じています。

幸せな人生の最終段階を過ごすために、考えておきたいことが、大きく分けて三つあります。それは人生の最終段階を迎えた時の、

①　過ごす場所
②　やってもらいたいこと（医療や介護）
③　やりたいこと（夢）

の三つです。

まず、①の最期を過ごす場所には、自宅、施設、病院という選択肢があります。メリッ

ト、デメリットがそれぞれありますが、まずは過ごす場所に選択肢があり、それを選択できる可能性があることを知っていることがとても大切です。なぜなら「本当は家で過ごしたい」と願いながら入院している人が、「望めば家に帰ることができる」という選択肢を知らないままに、病院で亡くなってしまうようなことを見てきたからです。このように選択肢を知らないがために希望が叶わないというのは、とても悲しいことです。

②の受けたい医療や介護も同じです。詳しくは後述しますが、例えば胃瘻などの延命治療は、一度開始すると途中でやめることが簡単にはできません。ですから「とりあえず」と安易に開始することは避け、正しい情報をもとに、きちんと考えて納得のいく選択をすることが大切です。また、受けたい医療や介護を考えることで、過ごしたい場所が変わってくることもあるでしょう。

そして③のやりたいことについては、「やる時期」が大切です。病気によっては、たとえ余命一ヵ月であっても、一見元気に、少し調子が優れない程度に見える場合がありますす。すると、「もう少し体調が良くなってからにしよう」とやりたいことを先送りにしてしまいがちです。ですが実際は、その後に病状が進んで動けなくなってくるため、結果的にやりたいことができず、望みを叶えられるチャンスを逃してしまうことがあるのです。

そうならないために、正しい情報を知って選択してほしいと心から願います。

具体的にどんな風に正しく情報を得て、何をどんな風に考えて、自分らしい人生の最終段階の暮らし方を選択していけば良いのか、次章から解説していきます。

2　状況を知ることが、豊かに過ごすためのポイント

いつか妻と旅行に行けると信じていたのに……

私にとって原点と言えるのが、研修医になったばかりの頃に出会った、末期の膵臓がんの今井達郎さん（仮名・39歳）です。働き盛りの会社員の男性で、妻の希望もあって、本人には終末期ということは伝わっていませんでした。腹水が溜まって、歩くのもやっとという状態だったのですが、自分が終末期とは知らない達郎さんは、毎週病院で腹水を抜いては、体にむちを打って必死で会社に行こうとします。

ある時、達郎さんに「仕事に行くのがつらくないですか？」と聞きました。すると達郎さんは、きっぱりとこう言いました。

「頑張って働いてお金を貯めて、元気になったら苦労をかけてきた妻を海外旅行に連れて行ってあげたいんです」

この時、達郎さんは、すでに余命が一～二ヵ月という時期でした。家族が本人を気遣って、「もう治らない」という事実を言わないでおきたいと考える気持ちもわかります。しかし、現実を知らないがために、「いつか妻と旅行に行ける時がくる」と信じ、辛い治療に耐えながら、体にむちを打って会社に行き続けて過ごすことが、本当に本人のためと言えるのでしょうか。もう残された時間は限られているというのに……。

頑張り続けようとする達郎さんを前に、言葉にならない葛藤を抱えているうちにも、症状はどんどん悪化します。達郎さんはついに、体を動かせなくなるギリギリの段階まで会社に通い続け、その後入院。結局、近場の旅行さえ行けないままに亡くなってしまいました。

本人に余命宣告をしていなくても、人は最期が近づいてくると、自分の状態について察するものです。最期が迫った現実を前に、達郎さんは「もう旅行に行くことはできないんだ」と静かに悟ったと思いますし、「もっと早く知りたかった」と思ったかもしれません。

私は達郎さんの気持ちを思うと、無念で仕方がありませんでした。それから二〇年以上が経った今でも、思い出すと涙がこぼれるくらい、私にとって悲しい最期で、〝知らないことのデメリット〟を強く感じた原体験でもあります。

子どもたちに「行ってらっしゃい」が言いたいから

もう一人、印象深い患者さんのエピソードがあります。末期の乳がん患者だった井上陽子さん（仮名・34歳）。六歳と四歳の幼い二人の子どもを持つ母親でもありました。

治療を続けるなかで陽子さんを支えていたのは、夫と母親です。二人は陽子さんを傷つけないようにと病状を本人に伝えずにいました。しかし、本人の気持ちや性格を思いやって、家族が良かれと思って事実を伏せることが、必ずしも本人のためになるとは限らないのです。

例えば症状が進行していく中で、事実を伏せているがゆえに、家族間のコミュニケーションが取りづらくなる場面が出てきます。隠し事があることで、どうしても家族間の会話が少なくなったり、一緒に過ごす時間が減ったりすることがあるのです。特に「これ以上、できる治療がない」という段階が近づくほどに、事実を隠していることにどうしても限界が出てきます。家族がどれだけ「大丈夫」「もうすぐ良くなるから」などと励ましの言葉をかけていたとしても、それが事実でなければ、次第にお互いに苦しくなってくるのです。

実際に陽子さんも、つらい症状と闘っている時に、「家族から『頑張って』と言われることがとてもつらかった」と、後に明かしました。

陽子さんは、がんの終末期の痛みやつらさと闘いながら、いろいろな病院に行っては、複数の医師の意見を聞いていました。私や家族から見れば、本人の意思で、何か期待を持っていろんな病院に行っているのだと思っていたのですが、陽子さんからすれば「頑張れ」という家族のためだったようです。

この頃の陽子さんは、痛みを抑える薬を注射で使っていました。注射の薬は、持続的に体に入っていきますが、急に痛みが出た時や痛みが強くなってきた時に対応できるように、患者さんがボタンを押すと追加で痛み止めの薬が使える仕組みになっています。陽子さんは、押し寄せる痛みと闘うため、何度もボタンを押していました。ある時つらそうに、「この痛みって、病院に行ったら何とかなるのかな?」と私に聞きます。つらい症状が続いているなかで、自分の状況を知らずに闘い続けるのが本当に本人のためになるのでしょうか……。

こうして会話ができる時間も、少なくなってきていると思った私は、家族に「もし本人が亡くなることをわかっていたら、例えばお子さんにビデオレターを残したいなど、やりたいことがあるかもしれない。本人に伝えることについてもう一度考えませんか？」と相談しました。そして家族の同意を得た上で、本人がどうしたいと思っているか聞いてみることにしたのです。

私は「こないだ、病院に行ったら何とかなるのかな？　と言っていたけれど」と前置きし、「今どういう状況か知りたい？　もし、つらい話になったとしても知りたい？」と率直に尋ねました。陽子さんは、「うん、知りたい」と迷わず頷きました。

末期がんである現実を伝えた時の陽子さんの受け止めは、意外なほど冷静でした。家族は、陽子さんは末期がんである現実を受け止め切れないと思い、心配のあまり事実を伏せていたのですが、陽子さんからすれば「このつらさは一体いつまで続くのか」ということが最大の恐怖だったようです。命の終わりが見えることより、いつまで続くかわからないつらさのほうが怖くて苦しいというのは、陽子さんに限らず、これまで末期がんの患者さん複数から言われたことです。

「このつらさがずっと続くわけじゃないんだ」「ほっとした」「良かった」

本当につらい話だったと思いますが、陽子さんはこう言いながら、現実を受け止め、やわらかい笑顔を見せてくれました。

「子どもたちに『行ってらっしゃい』が言いたいから、最後まで自宅で過ごしたい」

これは、自分の余命を知った陽子さん本人から伝えられた希望です。陽子さんは「自分が死んでいくところも、子どもたちに見せたい」「死んでいく様子を見せることも、母親としての大切な役割だと思う」という明確な意思を持ち、病院や施設ではなく、自宅で最後まで過ごす選択をしました。

自分に残された時間が、あとわずかしかないという現実を前に、「今私にできること」を最優先に考えるその姿に、家族も私も、とても勇気づけられました。出会った当初の陽子さんは、どちらかというと精神的に少し不安定なところがあり、なかなか物事を決めれずに、どこかフワフワしている印象でした。だからこそ、家族もなかなか本人に現実を伝えられずにいたのです。

ところが、自分の余命を受け入れてからの陽子さんは、急にお母さんの顔になり、できないことを嘆くのではなく、今できることを考えて行動しようという気丈な振る舞いに変わりました。自分が今、子どもたちのためにできることを第一に考え、最期の時間を過ごしたのです。不思議なことに、陽子さんは現実を知ってから、つらい痛みが和らぎ、ぐっと穏やかになりました。自分がどういう状況にいるのかがわからないという不安から解き放たれほっとしたことで、楽になれたのかもしれません。

　陽子さんが家族に見守られながら、自宅で息を引き取ったのは、それから一ヵ月後のこと。陽子さんはあの時、自分の状況を知ったからこそ、自分なりに死に向けた準備をした上で最期を迎えられたように思います。本人への告知には大きな葛藤を抱えていた家族も、看取った後には「あの時、伝えられて良かった」と話していたのが印象的でした。

　余命があと少しという現実は、残念ながらどうあがいても変えることはできません。しかし、その現実は変えられなくても、それからの時間をどう過ごすかは自分次第であることを、身をもって教えてくれた患者さんでした。

「神よ
変えることのできるものについて、それを変えるだけの勇気を我らに与えたまえ。
変えることのできないものについては、それを受け入れる冷静さを与えたまえ。
そして、変えることのできるものと、変えることのできないものとを、識別する知恵を与えたまえ。」

これはアメリカの神学者、ラインホルド・ニーバーの祈りの言葉で、私がとても大切にしている言葉です。変えることのできるものを変え、変えることのできないものを受け入れて最期を過ごした陽子さんは、まさにこの言葉を体現した患者さんだったと思います。

過ぎた時間は取り戻せない

一方、陽子さんとは対照的に、自分の置かれた状況をよく知らないままに亡くなった患者さんもいました。前立腺がん末期だった安井智洋さん（仮名・55歳）。通院しながら抗がん剤治療を続けてきましたが、これ以上治療できない段階に来て、動くことがつらくなってきても「頑張ればまだ通院することができるから、訪問診療は必要ない」と言います。

がんの終末期では、通院がまだ難しくない状態でも、訪問診療をすすめられることがあります。詳しくは後述しますが、これはがんの病気の特性上、通院できる状態から、身体を動かせなくなるまでの期間がとても短いためです。場合によっては、「もう通院できない」となったタイミングから、わずか数日で亡くなってしまうこともあります。

智洋さんの場合、これ以上の治療が難しく、病状も進行していたので、病院からは何度か訪問診療と訪問看護をすすめられていましたが、「病気が治らない」という認識が本人にあまりなく、今後も通院して治療を続けるつもりでいました。智洋さんには同居する妻と子ども二人がおり、妻は主治医から「余命数ヵ月」と告知されていたようですが、本人と子どもたちには伝えていませんでした。本人の頑張りを支えたいし、回復の見込みがないことを伝えるのは、本人の頑張りを否定することになると考えていたようです。私は、いよいよ智洋さんが通院できなくなって訪問診療が始まった時から、「亡くなるまでの時間が短い可能性があるから、お子さんにどう伝えるのかも含めて、本人にも話したほうが良いのでは」と話していました。しかし、妻の考えは変わりませんでした。そのため智洋さんは自分の状態について知らないまま過ごし、亡くなる数時間前まで、次の治療のことを考えて頑張ろうとしていました。

智洋さんが亡くなったのは、「病院に行くのがもうつらいから」と訪問診療の導入を決めた一週間後のことでした。薬が飲めなくなったと私が智洋さん宅に駆けつけた時には、呼吸が変化してきてその日のうちに亡くなる可能性のある状態でした。智洋さん自身も、自分の身体が深刻な状態にあることは感じていたようですが、ぎりぎりの段階に来ても「輸血に行くと言ったら、妻は安心するかな?」と私に聞くほど、妻を気遣っていました。

治療に積極的な姿勢を保ち続けることで、妻を安心させたかったようにも見えました。

　妻は智洋さんに現実を言わないなかでも、大きな葛藤を抱えていました。本人に伝えたほうが良いのはわかっていても、どうしても切り出せなかったのだと思います。そんななかで智洋さんの容態が急変し、目の前の状況と向き合うので精一杯な状態でした。きっと智洋さんは、自分が回復するのは難しいことをどこかでわかっていたのだと思います。それでも妻を気遣ってなのか、何も聞こうとしないまま息を引き取りました。

　妻は智洋さんの死後、大事なことを何も話せないままに息を引き取ったことに対して、しばらく泣いていました。生前は向き合い切れなかった感情が、どっと押し寄せたようにも見えました。智洋さんもきっと、妻と本音で語り合いたいことがあったのではないかと思います。

　もちろん「最後まで頑張り続けたい」「知らせたくない」というのも、ひとつの価値観と言えるかもしれません。しかし残された時間がわずかという時に、お互いを気遣うあまりに大事なことを話さないままで終わるより、もっと話したほうが良かったことがあったのかもしれない、と思わずにはいられませんでした。

　実際に智洋さんが亡くなったことは、「もうすぐ亡くなる」ということを知らなかった子どもたちにとって、特に大きな衝撃だったようです。智洋さんが亡くなった後、お姉ちゃんがしばらくの間、学校に行けなくなってしまいました。

大切な人の最期が近くなってきた時、家族の間で何をどこまで話すかは、それぞれの考え方でいいと思います。

ですが、可能であれば、家族の間でいろいろなことを話せているに越したことはありません。後から「あの時、もう少し大切なことを話しておけば良かった」と思っても、過ぎてしまった時間を取り戻すことはできません。智洋さんの妻のような後悔をなくすためにも、そしてお互いにとって良い時間を過ごすためにも、家族で話し合いができていることは大切なことだと感じます。

病状の理解が、納得のいく最期を過ごす条件になる

最期の過ごし方について考える時、「今どんな段階にいて、この先どうなるのか」を理解することはとても大事なことです。

なぜなら病状の段階がわかっていないと、本意でない選択をしてしまったり、すぐに行動に移せば実行できたはずのチャンスを逃してしまったりと、後悔につながりかねないか

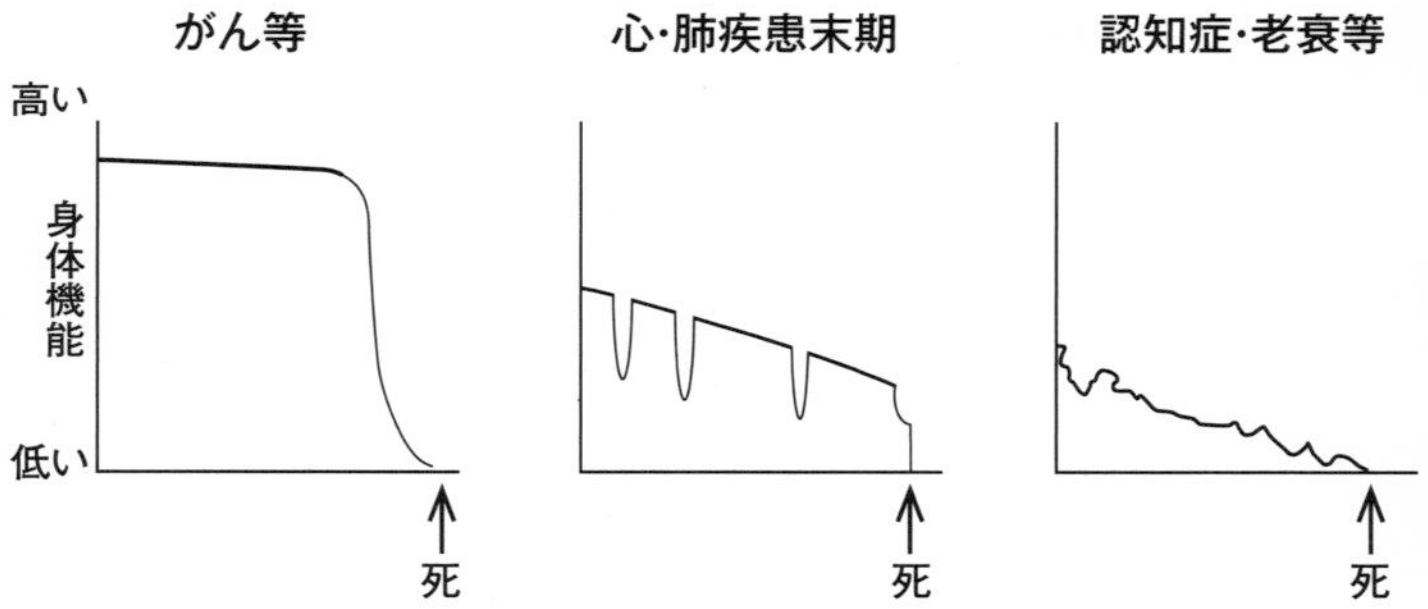

人生の最期に至る軌跡

Lynn J, Serving patients who may die soon and their families, JAMA 285 (7), 2001

らです。例えば治療によって改善する見込みがない段階にもかかわらず、その認識がないがために、せっかくの残された時間をセカンドオピニオンなどの病院受診ばかりに費やしてしまい、最後に後悔することになるのは、あまりに残念です。

もちろん、死が迫っていることを受け止めるのは簡単なことではなく、誰もが怖いものです。しかし、「今がどういう段階なのか」を正しく理解しているかどうかが、納得のいく最期を過ごすための大切な条件になることも事実です。

上の図は、終末期の体の機能の変化を示したものです。がんは、比較的長い間、機能が保たれていて、最期の二ヵ月くらいで急速に機能が低下します。心臓や肺の病気では、悪くなったり良くなったりを繰り返しながら、徐々に機能が低下し、最期は比較的急な経過をたどります。認知症や老衰では、機能が低下した状態が長く続き、さらにゆっくり機能が低下していきます。このように、病気によって経過に違いがありますが、自分がどの病気のどの段階にいるかを知ることは、これからの時間をどう過ごすかを考える重要な手がかりになると思います。

余命を知りたいと思ったら聞いてみる

余命の予測が、おおよそ半年を切っている段階を「終末期」といいます。自分が終末期である現実に直面するのはつらく、避けたいことだと思いますが、終末期という時期を意識することで過ごし方が変わり、豊かな時間になる可能性があると思います。

特に、がんの場合には、少し注意が必要です。がんは、最期の二ヵ月までは、それまでの状態とほとんど変わらない方も多く、少し体調が優れなくなってきたタイミングから、「数年ぐらいは大丈夫だろう」と感じてしまう方も少なくありません。ですが実際には、「ちょっと動くのがしんどくなってきたな」と感じた時から二ヵ月程度しか残された時間がなく、そこからまた元気になるのは難しいのが現実です。ですから、もしやりたいことがあるなら「もう少し良くなってから」ではなく、「今」行動に移していただけたらと思います。

がんで終末期を意識すべきタイミングは、抗がん剤が効かなくなってきた時や、医師から緩和ケア病棟や在宅医療の話が出てきた時と考えて良いでしょう。この時点ではまだ体力があり、身体を自由に動かせる場合が多いため、自分が終末期とは認識しづらいものです。しかし先にご説明したように、がんは「少し身体がしんどいな」と感じてから、動けなくなるまでの期間がかなり短いため、後悔なく過ごすためには、病状の段階を認識することが大切です。

一方、医師は病気を治すことにベストを尽くしたいので、治療に区切りをつける判断は、医師にとっても苦渋の決断になります。そのため、「これ以上、治る見込みがない」「治療の段階が終わった」と患者さんや家族に伝えるのが、ぎりぎりのタイミングになってしまう場合があるのは、どうしても仕方のないことでもあります。

ただ、なかには終末期になったこと自体を知らせないほうが良いと思っている医師もいます。だから「自分が今、どの段階にいるのか知りたい」と思ったら、「これからどうなるのですか？」「治療によって改善する見込みがありますか？」と勇気を出して聞いてみましょう。そこで医師が言葉を濁す時は、治療によって改善の見込みがある段階ではない可能性を疑ってみても良いと思います。

患者さん本人へのがんの病名告知は、以前に比べると進んできたものの、余命まで明確に伝えることはまだまだ少ないように感じます。そのため、余命まで知りたいと思ったら、「残された時間はどれくらいですか？」と、さらに踏み込んで聞きましょう。そこまで聞いて初めて、「来年の正月を迎えるのは難しいかもしれない」などと、具体的な余命についての話が出てくることが多いです。

余命について、何をどこまで知りたいか、それを決めるのは本人や家族ですが、知りたいと思ったら、知る権利があることを忘れないでほしいと思います。

知らないこともひとつの選択

ここまで「知る」ことを前提にお話ししてきましたが、もし余命について本当に知りたくなかったら、無理に知ろうとする必要はありません。むしろ知らないことで最後まで幸せに過ごせる人もいます。

実際に私の患者さんのなかにも、「明日亡くなることがあったとしても、絶対に知りたくない」という人もいました。終末期になったことを知ったら、毎日が不安で生きている気がしないというのです。病院の医師から「終末期です」と言われたことに大きなショックを受け、しばらくの間、食べ物が喉を通らなくなってしまった人もいました。医師からの「好きなものを食べていいですよ」という言葉に、「もう治る見込みがないんだ」とショックを受ける人もいます。亡くなるその時まで、自分の状態を知らないまま、「大丈夫」と言ってほしい人もいます。

「知らないままでいる」ということも、ひとつの選択なのです。

自分が今、どの段階にいるのかという状況を知ることも、知らないことも、それぞれの価値観で、どちらが正しいという正解はありません。もし自分が「先を知らないまま、明日あの世に旅立ったとしても後悔しない」と思うなら、知らないまま過ごすのもひとつです。しかし「あの時知っていたらあれもこれもできたのに」などと後悔しそうに感じるなら、やはり知っておいたほうが良いでしょう。

知っておくか、知らないままでいるかについても、残された時間を、最大限幸せに過ごすために自分らしい選択をしてほしいと願っています。

3 「受け入れる」ことで納得のいく過ごし方ができる

現実を受け入れることで幸せに過ごせる

胃がんで、通院しながら抗がん剤治療を続けていた高山玲子さん（仮名・76歳）。娘さん（53歳）が見守りながら、自宅で療養生活を続けていましたが、症状が進行し、終末期になった現実を、娘さんがなかなか受け入れられずにいました。

娘さんは、藁《わら》にもすがる思いで、さまざまな民間療法を調べては、玲子さんに「これを飲め」「あれを打て」と勧め、「もっと頑張って」と繰り返します。「最期は苦しくないようにしてほしい」という玲子さんの望みに対しても、「今まで頑張ってきたでしょ」「最期の話なんてしないで」と、何が何でも現実を受け入れようとしません。

玲子さんは「（民間療法を）やるかやらないかは私が決める」と娘さんに反論しながら、そうした親子のやり取りに疲れているようにも見えました。結局、玲子さん親子は、最期が迫るぎりぎりの段階まで〝闘いモード〟が続き、私は「娘さんが現実を受け入れられたら、玲子さんももっと穏やかで幸せな時間を過ごせるのに……」と思わずにはいられませんでした。

大切な人に「いつまでも元気で長生きしてほしい」と思うのは誰もが願うことですが、家族がそう願うあまり、老いや病気で弱っている現実を受け入れられず、本人も家族もお互いにつらくなってしまっている姿をしばしば目にします。

例えば、子がいつまでも元気な親の姿を追い過ぎるのは、ある意味では酷なことで、親の老化を認めたほうが優しくなれる場合もあります。老いを受け入れ、あたたかく見守る。それができたら良いコミュニケーションが取れると思います。

大切な人に、死が近づいていることを受け止めるのは、誰にとってもつらく受け入れ難いことです。「奇跡が起こって改善するかもしれない」と、現実に目を背けて奇跡ばかり追い求めてしまう人もいます。奇跡を信じたい気持ちはとてもよくわかります。しかし家族が現実を受け入れられないことが、時として本人を苦しめてしまう場合もあることを心にとめておいていただけたらと思います。

本人への「頑張れ」という言葉も、頑張ってほしい気持ちの〝押し付け〟になることがあります。「最後まで諦めずに闘い抜いてほしい」という家族の気持ちに、本人が何とか応えようと無理をしてつらい思いをしてしまうことがあるのです。頑張ることを強いるのではなく、現実を受け入れて寄り添うことで、本人と家族が幸せに過ごせることを患者さんと家族から教わりました。「受け入れる」ことと、「諦める」ことは違うのです。

「人生会議」を開こう

肺がん末期で私のクリニックが運営する緩和ケア専門施設「メディカルホームKuKuRu」に入居していた里田孝俊さん（仮名・73歳）。「余命を知っておきたい」という本人からの希望もあり、家族だけでなく、本人にも予後について話していました。私が孝俊さんに伝えた余命は、約一ヵ月でした。

自分が今、どの段階にいて、今後どうなるのかについて知った孝俊さんの動きは、見事なものでした。「今」と「これから」のことについて医療者や家族と話し合い、終末期の医療の選択など「亡くなる前」のこと、さらに自分の葬儀や相続関係のことなど「亡くなってから」のことを踏まえ、「自分の最期と死後はこうしたい」という意思を、しっかり言葉にして、必要な書類とともに一冊のファイルにまとめたのです。

この話し合いこそが、幸せな人生の最終段階を過ごすために大切な「人生会議（ACP：Advance Care Planning）」と呼ばれるもので、ここ数年日本でも活発に議論されるようになったテーマです。ACPの定義は、「今後の治療・療養について患者・家族と医療従事者があらかじめ話し合う自発的なプロセス」と言われています。終末期に意思決定が必要な患者さんの約七割が「意思決定が困難」と言われており、終末期になる前に、本人の意向や価値観について理解し共有し合うことが大切です。ACPで話し合うことは、患者本人の価値観や目標、意向や気がかりに感じていること、病状や予後の理解、さらに治療や療養に関する意向などです。

終末期の医療の選択について文書に記載することは「リビング・ウィル」は、終末期の医療の選択について記載した文書ですが、ACPは「蘇生処置の実施の有無」といった医療の選択にとどまらず、医療やケアについての本人の価値観や、最期をどう過ごすかといった話題も含まれます。本人が希望すれば、家族や友人も同席して、医療やケアの専門スタッフと話し合うことがポイントで、その話し合いの過程こそがとても大切です。

そんななか、孝俊さんと家族は、「亡くなるまで」と「亡くなった後」についての話を、本音で話せている印象でした。本人も余命について知っていることで、お互いに隠し事をせずに話すことができていたのも大きかったようです。そこには現実を知って、受け入れた上で、自分なりに納得のいく最期をつくろうとする孝俊さんと家族の姿がありました。

孝俊さんが息を引き取った日の、家族の穏やかな表情も印象的でした。その日に孝俊さんが亡くなったとは思えないほど落ち着いていて、本人と家族が受け入れたからこそ生まれた、幸せな最期のあり方を目の当たりにしました。

受け入れたからこそできる、豊かな過ごし方があると思います。また受け入れたからこそ見える希望や道もあることを実感したエピソードでした。

「言わない」のは本人のためですか

「あの時知っていたら、あれができたのに」

残された時間を過ごす上で、患者さんが後からそう思うようなことは、極力避けたいと思っています。前述のように、自分の病状を正しく理解していないと起こりうることなので、「知らないことで幸せに過ごせる」場合をのぞいて本人もある程度現実を知ったほうが良いと考えています。

しかし時折、「本人がかわいそうだから」という理由で、病状について本人に知らせないという判断をされるご家族がいます。

「治らないと伝えたら、本人がショックを受けてしまう」というご家族の気持ちもとてもわかります。ですがその判断によって本人が病状を理解する機会を逃すことになり、本人が自分の選択をするチャンスを逃してしまう場合もあるのです。

前述のように、隠し事があると、無意識のうちにコミュニケーションが減ってきます。時間が経つにつれ、嘘を重ねることが苦しくなり、会話が少なくなるのです。隠していることで、後からつらくなるのは本人も家族も同じです。

また家族がどれだけ隠し通したいと思っても、最期が近づくと、本人も死期を察するものですし、察した時にはやりたいことをやるのが難しい状態になっています。それなら少しでも早めに現実を知って、いろんな準備ができたほうが、本人にとっても周りにとっても良いことも多いですし、つらい現実であっても、共有し合って話し合うことで、より良い時間が過ごせるように思います。

もちろん本人が「最後まで知りたくない」という場合には、無理に伝える必要はありません。ですが、あえて知らせないという選択をする時は一度立ち止まり自分に聞いてみてください。「本人がかわいそう」という気持ちと同じぐらい、いやもしかしたらそれ以上に、「悲しむ本人を見たくない」という心理が隠れていないでしょうか。「伝えない」ことは、誰のためなのか、しっかり考えた上で選択したいところです。

4　意思は言葉で伝えよう

家族に希望を伝えることで、家族の覚悟が決まる

食道がん末期の森下洋二さん（仮名・74歳）は、自分の意思を貫いた患者さんの一人です。

洋二さんは、「抗がん剤も手術もやらない代わりに、民間療法を信じる」と、自分なりのこだわりがはっきりしている人でした。洋二さんには、同居する妻と子ども二人がいましたが、家族にも「最期は家で過ごす」「絶対に病院には行かない」「自分が信じる治療法だけに頼る」と自らの意思を伝えていました。洋二さんの通院する病院から訪問診療の依頼があり、診療がスタートしたのですが、洋二さんは「そんなに診療に来なくて大丈夫」と言います。そこで次の訪問予定は一ヵ月後と設定した矢先のこと、二回目の訪問診療を待たずして、洋二さんの妻から「苦しそうだから何とかしてほしい」と連絡がありまし

た。連絡を受けて私が駆けつけた時、洋二さんはあと数時間で亡くなってもおかしくないという状態でした。聞けば、ここ一週間ほとんど何も口にしていなかったとのこと。それでも本人が連絡不要と言うので様子をみていたそうです。そのまま苦しみ始めた洋二さんを前に、妻はすっかり気が動転しています。それでも洋二さんから「最後まで病院には行きたくない」という希望を伝えられていたため、動転しているなかでも何とか病院には連れて行かずに、私に連絡をしたのです。

「このまま家にいる。苦しさだけを取って、看取ってくれ」

オロオロする家族を前に、洋二さんは最後の力を振り絞って、はっきりとこう言いました。それまで妻は「やはり病院に連れて行ったほうが良いのではないか」と葛藤していましたが、本人の言葉を聞いて、このまま家で看取る覚悟を決めました。

洋二さんは、苦痛緩和のためのケアを開始し、その翌日に穏やかな表情で息を引き取りました。

「数時間後に亡くなるかもしれない」という急な症状の変化に対し、一時はパニックになりかけた家族を落ち着かせたのは、ほかならぬ本人の言葉です。息子さんも父親の意思について、本人からよく聞いていたようで、最後まで落ち着いていました。娘さんも父親が息を引き取った後、「最後まで自分を貫いたね」と苦笑いしながらも納得しているようでした。

常日頃から、自分の意思を家族に伝え、最後までその希望がブレなかったからこそ、家族も覚悟を決めて看取ることができたのだと思います。洋二さんの逝き様も、印象深いものがありました。

「その時、どうしたいか」を周囲に伝えておく

終末期の蘇生処置の実施の有無について、本人が希望を表示しておく前述の「リビング・ウィル」は、いざという時に決断を迫られる家族にとっても、大きな助けになるものです。

例えば、一〇年前に出会った本木邦子さん（仮名・86歳）。当時はまだ、「食べられなくなったら、何らかの延命治療をする」という考えが主流だった時代でした。しかし「回復の見込みがないのなら、自然の流れに身を任せて、安らかにその時を迎えたい」という考えだった邦子さんは、日本尊厳死協会に入会し、リビング・ウィルを書いて「延命治療をしない」という意思表示をしていました。

邦子さんは有料老人ホームに入居しており、娘さんが定期的に様子を見に来ていました。邦子さんの体が弱り、だんだんと食べられなくなるなかで、娘さんは施設の看護師らから「本当に見守るだけでいいんですか？」と、半ば責められるような口調で、再三聞かれていたようです。しかし娘さんは、母親の意向を事前に知っていたことで、「これが母親の望んでいることなんです」と説明することができ、自分にも「お母さんがやりたいことを尊重しよう」と言い聞かせながら、最後まで見守ることができたと言います。邦子さんは、その施設で自然な形で看取った初めての患者さんとなりました。

大切な人が食べられなくなってきた時に、「何もせずに見守る」というのは、家族にとっても大きな葛藤を伴います。本人が意思表示をしていたとしても、見守る側としては「本当に何もしなくて良いのだろうか」と、気持ちが揺れるものです。ですから、回復の見込みがなくなった時に延命治療を望まないなら、自分で意思表示をして、それをしっかりと周囲に伝えておくことが大切です。詳しくは次章で後述しますが、いざという時の重大な決断は、本人が事前に決めておくことで、残される人の大きな助けになります。

家族間でも、「言わなくてもわかってくれる」はNG

一方、お互いを思うあまり、本音を飲み込んでしまうケースも時折見られます。例えば、本人から突然、「入院したい」という話が出た時。もし家族が「最後まで家で支えて看取りたい」と思っていたら、入院したいと聞いて、「家じゃ不安なんだ」とショックを受けます。しかしそれを本人に言って、困らせてしまうのもかわいそうだと思い、ぐっとこらえて入院の選択に同意します。ところが実は本人の本音は、「本当は家にいたいけれど、家族に迷惑をかけるかもしれないから、仕方なく入院したほうがいい……」というもの。お互いがお互いを思いやって気遣うあまり、本音が伝えられずに、ぎくしゃくしてしまう例です。

実はこうした例は、よくあるのです。家族間であっても、「言わなくてもわかってくれるだろう」はNG。むしろ家族だからこそ、本音が伝わりづらい場合もあります。

そのため、大事なところで意見が合わないと思ったり、噛み合っていないと感じた時には、しっかり掘り下げて話すことを心がけましょう。意見が合わない時こそ、そこで諦めたり流したりするのではなく、本音で一歩踏み込んでみることで、意外な気づきがある場合があります。

家族に対しての、遠慮と気遣いはほどほどに。自分の気持ちを周りに伝えられないばかりにすれ違うのは、もったいないとしか言いようがありません。希望は言葉にして、しっかりと周囲に伝える。納得のいく最期を迎えるためにも、ぜひ心に留めておいていただきたいです。

思いこみには要注意

乳がん末期の木村佳子さん（仮名・74歳）。身体が動かなくなって入院後、がんの転移が発覚し、これ以上治療を続けても良くならないことを主治医から伝えられました。最期を過ごす場所が、緩和ケア病棟か自宅かという話になった時、「自宅で夫婦一緒に過ごしたい」という佳子さんと夫の希望から、自宅に帰る選択をしました。お互いを思いやっていることがこちらにも伝わってくるような、本当に仲の良い夫婦で、佳子さんは自宅に帰り、とても幸せそうに過ごしていました。

いよいよ最期が近くなり、そのまま迷わず自宅で最期を迎える流れになっていた時のことです。念のため夫に「最後まで家で過ごすということでいいですか？」と聞くと、夫は顔色を変えて、「大変だ！　今すぐ病院に行かないと！」と言うのです。

聞けば、夫のなかにある〝幸せな最期〟のイメージというのが、医療ドラマでよく見るような、「モニターや管につながれて最期を迎える」姿と言います。それが一番幸せな死に方だから、大切な妻にそのベストな最期を用意してあげたいと思っていたのです。これには私たちもびっくりしましたが、娘さんたちも、父親のまさかの価値観を初めて知ったようでとても驚いていました。

結局は、「自宅で最後まで過ごしたい」という佳子さんの当初からの希望があり、モニターや管につなぐことで、良くなるわけでも心地よいわけでもないことをお伝えしたところ、夫も納得し、家族で話し合った末に病院には行かずに自宅で最期を迎えることになりました。もし夫が、自分が思っていることを話さないままに、自宅で最期を迎えたら、きっと「病院に連れて行きたかった」という後悔が残ったと思います。しかし、思いをきちんと言葉にして話し合ったことで、夫の当初の希望とは違う最期の過ごし方になっても、納得した上で、良い時間にすることができたのです。自分の意思を、言葉にして伝えることの大切さを、改めて感じたエピソードでした。

5 「もしも」の話は早めにする

差し迫ってからでは、冷静な判断ができない

認知症の佐藤太郎さん（仮名・78歳）。一人暮らしを続けていましたが、症状が進行し、一人での生活が難しくなってきました。

太郎さんには、仲の良い二人の妹がいます。二人は、それぞれ太郎さん宅から電車で一〜二時間ほどかかる場所に住んでおり、それなりに距離があるものの、頻繁に太郎さん宅を交互に訪れては、兄の様子を見守っていました。

そのうち太郎さんは、認知症が進行し、近所を徘徊するようになりました。妹二人が頻繁に様子を見に訪れているとはいえ、それぞれ離れた場所で暮らしています。徘徊となると本人の危険度が増す上に、近所に迷惑がかかる可能性もあり、これ以上放っておくわけにいきません。

妹二人は、太郎さんに施設に入ることを勧めるも、太郎さんは「施設には行きたくない」の一点張りです。それならばと、妹二人のどちらかが太郎さんを引き取り、面倒を見るという流れになりました。

仲が良かった三人の間に、急に暗雲が垂れ込めたのは、まさにこの時。どちらかが太郎さんを引き取るという決断には、介護の負担のみならず、お金の話もついてまわります。妹二人も高齢で、話し合いに決着がつかないうちに上の妹の具合が悪くなり、入院することになってしまいました。

こうした体調や状況の変化も加わり、三人の話し合いは揉めに揉め、ついに決着を迎えることなく、関係性が壊れてしまいました。太郎さんはその後、施設に入る以外の選択肢がなくなり、成年後見人を立て渋々施設に入居することになりました。

いくら仲の良い家族であっても、差し迫ったタイミングでの話し合いは、冷静な判断ができないことがあります。とくにお金が絡む時は要注意で関係性が壊れてしまうことがあります。もう少し余裕のある段階で話し合いができていたら、また違った選択肢や考えが生まれていたかもしれませんが、大切なことを急いで決めるというのは、本人にとっても家族にとっても、良い方向に物事が進まないリスクがあります。

妻の今後まで考えて決断し、託して逝った夫

一方、自分の意思と、残される家族のことまで考えた無理のない計画をはっきりと周囲に伝えることで、家族も安心して最期を迎えられたケースもあります。

妻が脳梗塞を患い、意思疎通が図れなくなったことをきっかけに、数年前に夫婦で施設に入居した加藤映司さん（仮名・92歳）。自身も高齢で、一人で妻の介護をするのが難しいと判断し、夫婦一緒に施設に入ることを決めました。ところがその後、映司さんが前立腺がん末期と発覚し、がん末期に対応できる施設ということで、緩和ケア専門施設「メディカルホームKuKuRu」に、夫婦一緒に移って来られました。

6章で後述しますが、痛みや苦しさを和らげる緩和ケアを、病院とほぼ同じように最期までできる施設は限られています。

映司さんが、自身の終末期の過ごし方について考える段階に来た時、真っ先に考えたのが、残される妻の今後についてでした。映司さん夫婦には息子さん（71歳）がいますが、息子さんも高齢で、自分亡き後、妻の面倒を見るのは難しい状況です。そこで映司さんは、「自分が先に死んでも、妻を安心して預けられる場所を探したい」と希望されていた

ようです。息子さんに「夫婦一緒に入ることができて、最後まで一緒に過ごせる施設を探してくれ」と頼んで見つけてもらったのが、がんの緩和ケアにも対応した施設である「KuKuRu」でした。

映司さんは「延命治療はしない」「最後まで妻と一緒に施設で過ごす」「がんの痛みは、施設でしっかりと緩和してほしい」「自分が亡くなった後、妻はこうしてくれ」と、自分の意思と計画をしっかりと息子さんと私たちに伝えていました。

本人の意思が伝わっていない場合、家族間で揉めたり、家族がなかなか決断できなかったりするものですが、映司さんの場合には自分の意思と計画がはっきりしていたため、残される息子さんも、迷う要素がなかったようです。映司さんが最期を迎えるまでの物事の決断は、とてもスムーズに進みました。自分のことだけでなく、自分が亡き後の妻の身の振り方についてもしっかりと決断し、息子に託した上でこの世を去った映司さんの最期は、見事だったと思います。映司さんは最後まで、妻のことを思いやっていて、「僕が死んでも、死んだとは言わずに〝買い物に行っている〟と伝えてくれ」と話していました。

「亡くなってから」より「亡くなる前」について考えよう

最期が近づいたら、自分はどのように過ごしたいか――。多くの人が先延ばしにしてしまいがちなテーマですが、「こう過ごしたい」という意思を言葉で周囲に伝えることができていたら、本人にとっても幸せな最期となり、残される家族も安心して選択することができます。

前述の通り、家族であっても個々の価値観というのは大きく違います。「何を大切に過ごしたいか」という点は、夫婦でも違えば、親子でも、兄弟同士でも違います。だからこそ、最期の過ごし方は、本人の意思で決められるのがベストなのです。

「死」がタブー視されがちな日本ですが、お墓や遺言など、自分が亡くなった後のことは、終活ブームともあいまって、口に出して話す人が多くなったように感じます。死後について話すことももちろん大切なことですが、その少し前の段階、つまり終末期の過ごし方についてもぜひ話し合ってほしいと思います。そしてさらに、終末期のもう少し前の段階で、自分や親が「もしも誰かの手を借りるようになったら、どう過ごしたいか」についても考えてほしいと思うのです。

人は産まれる時に誰かの手助けが必要であるように、死ぬ時にも必ず誰かの手を借りることになります。「ピンピンコロリがいい」とはよく言われることですが、本当にピンピンコロリだとすれば、それは突然死で、実現しようとしてできるものではありません。産まれる時がそうであるように、死ぬ時も「自分だけ例外」ということはないのです。ですから、この本を読んでいるあなたも、本書の冒頭で触れた「もしも余命三ヵ月と言われたら」という問いを、「まだ自分には早すぎる」と思わずに、ぜひ考えてみてください。

自分のことは、意外と自分でわからなかったりするものです。この問いを通じて考えてみることで、自分も知らなかった新たな自分の本心に気づくこともあるかもしれません。

例えば予測しない急な事態が起こった時に、自分のことはもちろん、大切な人がどうしたいかがわかっていると、選択する際の大きな助けになるでしょう。また、後から振り返った時に「良い人生だったな」と思えるようにするためにも、「もしも」の話をなるべく早い段階からしておくことは大切だと思います。ある程度年を重ねてきたら、自分のこれからと、大切な人のこれからを考えながら、「どう過ごしたいか」という話をぜひしてみてください。

例えば「人生の最期は、リッチな施設で悠々自適に楽しみたい」と思うなら、「あとこれくらいはお金を貯めないと」と節約や働くモチベーションになるかもしれないですし、「死ぬまでにあそこに行ってみたい」「あの場所に住んでみたい」など、どこで過ごすかを考えるだけでも、人生の過ごし方が変わってくるのではないでしょうか。

親との関わり方も、早い段階から話しておく

高齢化が進む今、自宅で介護を受ける人と介護者の双方が六五歳以上の高齢者という老老介護が、年々増加傾向にあります。厚生労働省の調査（国民生活基礎調査、二〇一九年）によれば、同居する家族や親族が自宅で介護をする在宅介護のうち、老老介護の割合は五九・七％と、調査を始めた二〇〇一年以降、最も多くなっています。

こうしたなかで、子ども世代から聞かれるのが、「老老介護をする親が困っていることを、どうやったら聞き出せるのか」という声。往々にして親というものは、子どもに迷惑をかけたくないという心理が働き、困りごとがあってもぐっと胸に秘めてしまいがちです。また、子どもが良かれと思って、いろいろと親に構うのを、親が嫌がる場合もあります。

子どもから見ると、老老介護をする親が大変そうであっても、親にしてみれば「老老介

護ができている事実そのものが自信になっているのだから、邪魔しないでほしい」という場合もあります。一口に老老介護といえども、そこに込められた思いはそれぞれで、子どもに積極的にサポートしてほしい老老介護もあれば、本当に困るぎりぎりのところまで放っておいてほしいケースもあるのです。

一方、離れた場所に住んでいる子どもが、高齢の両親に対して「お互いを病院や施設に入れずに、家で見てあげて」と押し付けてしまうケースが時折見られます。いくら夫婦といえど、年を重ねて自分にも身体の不調が出てくるなかで、夫や妻の介護を続けることは、時として難しい場面も出てきます。その負担を考えれば、家ではなく施設で過ごしたほうが、お互いにとって良い場合もあります。

ところが子どもは、「夫や妻が、家で介護をするほうが、病院や施設にいるより幸せに決まっている」などと、無意識のうちに押し付けたり決めつけたりしてしまうのです。これらは、入院するとなかなか面会しづらいコロナ禍に入ってから、特に見られるようになった傾向です。良かれと思って発言する子どもの気持ちが、親にとっては重い負担になってしまうことがあるのです。

こうしたことを踏まえて、なるべく早い段階から考えてほしいのが、年を重ねるにつれ、少しずついろいろなことができなくなってくる親との関わり方。いざ老老介護が迫ってから、親との関わり方を考えるのではなく、親が少しでも元気なうちから考えておくことをお勧めします。

親の価値観を早めに知ろう

老いを認めるのは、親にとっても子どもにとっても簡単なことではありません。「自分はまだまだ大丈夫」「うちの親は元気だから」などと、親も子どもも、どこかに老いを認めたくない気持ちがあるものです。

しかし、老いは年を重ねるごとに、誰しもに訪れる現実です。多くの場合、いざ身体が弱ったり、介護で大変な時期に差し掛かるもっと手前の段階、いわば他人事のように気楽に「もしも」の話ができるぐらい元気なうちのほうが、正直な本音を言えたり、素直に頼めたりする人が少なくないように感じます。早い段階から親を知ろうとすることで、親の希望や価値観を少しずつつかんでいきましょう。

私も今、娘として年老いた父親を見守っている一人ですが、親とはいえ自分とは別人なので、考え方や価値観をすべて理解しようとするのは、どうしても難しいことです。幼い頃に親が教えてくれたことが親の価値観とも限らず、それこそ日々発見の連続です。親子だからこそ感情が邪魔したり、先入観を持ってしまったりもするため、一筋縄ではいかない部分もありますが、それでも親を知ろうとすることは大切だと実感しています。

子ども視点で言えば、なるべく早い段階で、親がどれくらいの関わり度合いを望んでいるかなどの希望を聞きながら、自分が関わることができる現実的なラインも見定めつつ、関わり方について話しておけたら良いと思います。

また兄弟がいれば、兄弟同士で親との関わり方について話し合っておくことも大切です。見守る上でのスタンスを話し合っておくことで、互いに意識のギャップを感じることなく、いざという時にも動きやすいと思います。

早いうちから大切な人の価値観を知ろうと心がけることで、差し迫ったタイミングで慌てたり、迷ったりすることを防げるはずです。

現実的に考える時には「人」「物」「お金」「夢」の観点から

「もしも」をより現実的に考える時にはぜひ、「人」「物（自宅、施設など過ごす場所や相談できる場所）」「お金」「夢」の四つの観点で整理してみていただけたらと思います。

人は、「いざという時、誰がどれだけ動けるのか」、物は、「過ごすのに適した場所や困った時に相談できる場所があるかどうか」、お金は「使ってよいお金が誰にどれくらいあるか」、夢は「どう過ごしたいか」ということです。いくら「自分はこんな風に過ごしたい」という夢があっても、現実的にそれを叶えるには、人・物・お金の要素も欠かせません。

もちろん、これらすべてが揃わないと、希望する過ごし方ができないというわけではありません。しかし「何があって、何が足りないのか」を知った上で選択肢を考えたほうが、いざという時に「こんなはずじゃなかった」ということになりづらいと思います。そのため、人・物・お金の三点については、元気なうちから整理しておきましょう。その上で、「どう過ごしたいか」という夢について考えてほしいと思います。

最期の過ごし方にどんな選択肢があるのかを知っていれば、「私だったらこれを選びたい」と冷静に考えることができると思います。決断しなくてはならない瞬間が差し迫ってからではなく、少しでも気持ちや時間に余裕がある時に考えられたら、きっといざという時の判断の助けになるはずです。最期だからこそ、自分らしく過ごすためにも、ぜひ早いうちから考えてみましょう。

6　自宅・病院・施設、それぞれのメリット

過ごしたい場所は、状況によって変わる

幸せな人生の最終段階を迎えるには、望んだ場所で過ごすことがとても大切です。繰り返しますが、大事なのは、自分で選択すること。それが納得できる最期につながります。

コロナ禍に最期を迎えた、末期がん患者の山本忠男さん（仮名・53歳）も、自らの選択によって、納得のいく最期を迎えられた一人です。新型コロナウイルスの影響で、病院に入院すると、家族と面会できないままに最期を迎えてしまう人が続出しました。入院していた忠男さんと家族も、コロナの面会制限によって会えない期間が続いており、家族は忠男さんがどんな状態なのかもわからないため、もどかしい思いで過ごしていました。忠男さんに残された時間は、刻一刻と減っていきます。そんな中、忠男さんから「最期は家族と一緒に過ごしたい」と退院の希望が伝えられました。家族も同じ気持ちでしたから、忠男

さんの状態が全くわからない中での決断に不安はありつつも、すぐに自宅への退院を決めました。

ところが、退院が決まって自宅に帰る段取りを組んでいたわずか一日の間に、忠男さんの容態が急変。もういつ息を引き取ってもおかしくないというぎりぎりの状態になってしまったのです。あまりの急変ぶりに、一時は家族も現実を受け止め切れない状態になりかけていましたが、みんなの「最期は家族一緒に過ごしたい」という思いに立ち返り、残された時間がごくわずかであることを覚悟した上で、予定通り家に帰る選択をしました。

忠男さんの状態を考えると、自宅到着時に医療者がいることが望ましい状態でした。そこで、私は在宅医として、家族とともに忠男さんを家で迎えました。忠男さんが息を引き取ったのは、帰宅してからわずか一時間後のことでした。それでも「たった一時間でも、一緒に過ごせて良かった」「あのタイミングで家に帰れて、本当に良かった」としみじみ話す家族の姿がありました。そこには、「今すぐに判断しなければならない」という究極の状態のなかにあっても、最後は本人の希望と自分たちの思いを貫くことができたことへの大きな満足感があったように思います。家族の「本当に良かった」という言葉には、「自分たちで選択したことに後悔はない」という実感が込められていたように感じました。

約八割の人が病院で亡くなる時代ですが、「住み慣れた場所で最期を迎えたい」と願う人も多い現在です。厚生労働省の「平成二九年度　人生の最終段階における医療に関する意識調査」によれば、「治る見込みがない病気になった場合、どこで最期を迎えたいか」との問いに対して、「自宅」との回答が五四・六％で最も多く、「病院などの医療施設」は二七・七％でした。

一方、末期がん、重度の心臓病、認知症のそれぞれの病気の場合に「医療・療養を受けたい場所」を聞いた問いでは、次ページの図1のように病気によってそれぞれ選択する場所の割合が異なります。また、それぞれの病気で「医療・療養を受けたい場所」として自宅を選択した人のうち、「最期を迎えたい場所」に自宅を選択した人は、いずれも六〜七割にとどまる結果でした（図2）。

このように、過ごしたい場所や最期を迎えたい場所は、その時々に直面している状況に応じて変わって当然で、その都度変えて良いのです。例えば、「今は自宅で過ごしたいけど、最期は病院がいい」でも良ければ、その逆も然り。一度決めたら、ずっとその場所にいなければならないのではなく、あくまでその時々に望んだ場所で過ごせるかどうかが大事なのです。

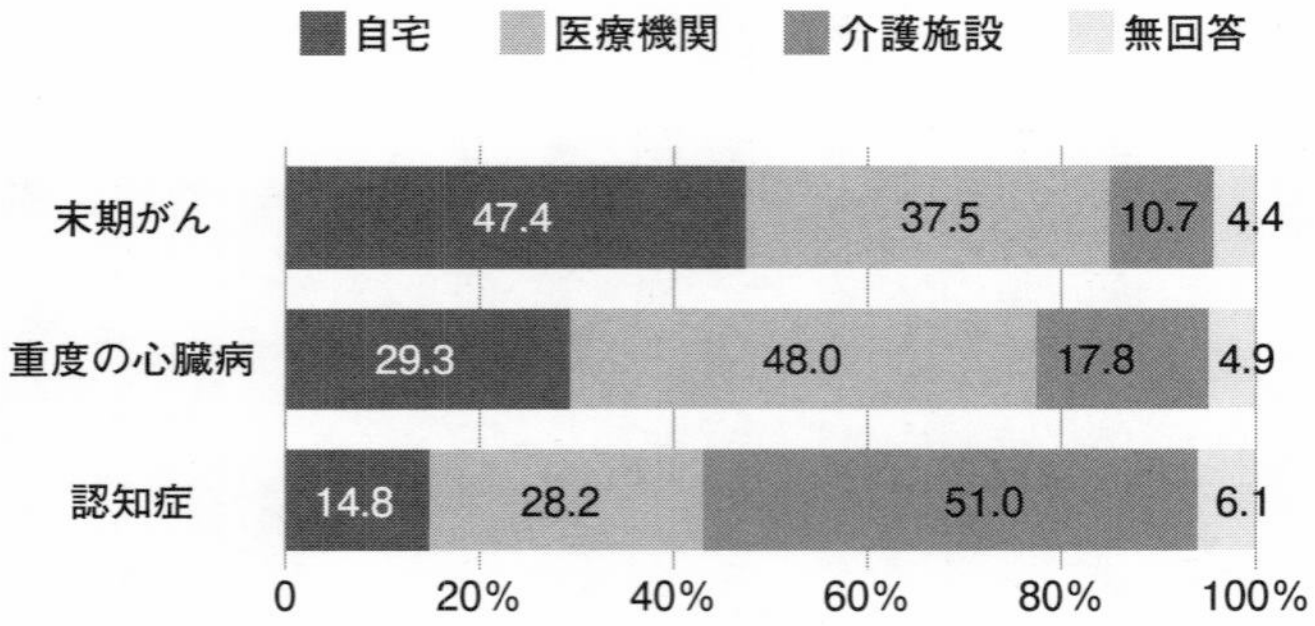

医療・療養を受けたい場所（図１）

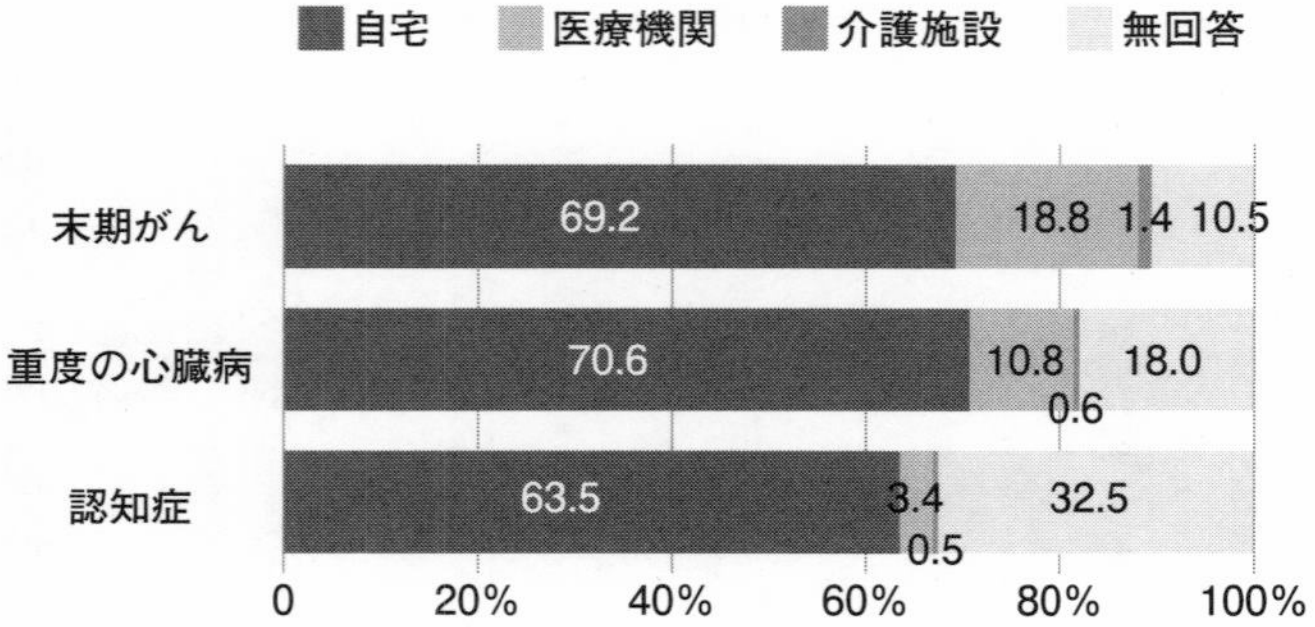

最期を迎えたい場所（図２）

平成29年度 人生の最終段階における医療に関する意識調査（厚生労働省）

1	からだや心のつらさがやわらげられていること
2	望んだ場所で過ごすこと
3	希望や楽しみをもって過ごすこと
4	医師や看護師を信頼できること
5	家族や他人の負担にならないこと
6	ご家族やご友人とよい関係でいること
7	自分のことが自分でできること
8	落ち着いた環境で過ごすこと
9	ひととして大切にされること
10	人生をまっとうしたと感じられること

日本人にとっての望ましい死（共通として主要と考えるコア10項目） Miyashita M, Sanjo M, Morita T, Hirai K, Uchitomi Y. Good death in cancer care: A nationwide quantitative study. Ann Oncol. 2007; 18; 1090-7.

メリットはそれぞれ違う

自分が過ごしたいように過ごすことができる――。在宅療養の大きなメリットが、この自由に過ごせることにあると思います。

病院は治療が主体となる場所であるがゆえに、入院生活には何かと制約がつきものです。ですから「病気と付き合っていく」という場合や、「治療によって治る見込みがない」という終末期になった場合には、たとえ一人暮らしであっても、在宅療養を選択肢に入れても良いと感じます。

上の表は、日本人にとって望ましい死とは何かを明らかにする研究結果で、望ましい死を考えた時に八〇%以上の人が重要であると答えたものです。「望んだ場所で過ごすこと」「落ち着いた環境で過ごすこと」

の項目から、望ましい死には過ごす場所や環境が大切であることがわかります。

どんな場所や環境を望むかは、その人の考えや価値観によっても変わってきます。大切なのは、自分が希望する場所で、希望する過ごし方ができるかどうかです。

療養生活を送り、最期を過ごす場所は、自宅、病院、施設のいずれかになります。希望する場所を考える上で参考になるのが、それぞれの「過ごす場所としてのメリット」。ここでは、それぞれの良さを比較しながらお話ししたいと思います。

精神的に安定するのが自宅の良さ

まずは、自宅。自宅の最大のメリットは、何と言っても自由に過ごせることにあります。住み慣れた環境で、自分らしい生活を送ることができるという点では、病院や施設にない、家ならではの居心地の良さを感じられます。

面会時間も決まっていないため、会いたい人にはいつでも会えるし、起床時間や就寝時間など決められたスケジュールもありません。朝寝坊しても、夜更かししてドラマを見続けても、自宅なら何の問題もなし。食べたいものを自由に食べられるのも大きなメリットです。入院生活では難しいお酒やタバコ、刺身などのナマモノも、本人が望むなら自由に楽しめます。今日はパンが食べたいと思ったらパンを食べたらいいし、好きなタイミングでコーヒーも飲める。自分の過ごしたいように過ごすことができます。

また、慣れ親しんだ自分の空間では、入院している時より気持ちが元気になって、精神的にも安定する人が多いようです。

これは科学的根拠のないことですが、経験上、自宅という心からくつろげる空間に身を置くことで、当初予想された寿命よりも結果的に長生きする傾向があるように感じます。自宅で過ごす安心感やリラックス感がもたらす精神的な影響だと思いますが、病院にいる時より目に見えて元気になられる患者さんの姿を、これまで何人も目にしてきました。

病院ならではの安心感

次に、病院。自宅より病院を選ばれる方のお話を聞くと、「常に医療者がそばにいる状態に安心できるから」という声が多く聞かれます。病院では、ナースコールのボタンを押すだけで、二四時間いつでも看護師が様子を見に来てくれる環境と、診療時間外にも入院患者の急変に対応する当直医師がいる環境があります。

訪問診療や訪問看護では、二四時間体制であっても、実際に家を訪問するまでには三〇分〜一時間程度の時間を要するため、「何かあったらすぐに診てほしい」という人や「医師や看護師に常にそばにいてほしい」という方は、自宅より病院のほうが安心して過ごせると思います。

また、「病院にいたほうが治るんじゃないか」という期待や不安が残っている方も、その気持ちが解消されないようなら、無理して家に帰ることを選択しなくていいと思います。なぜなら不安感を持ったまま家に帰っても、モヤモヤしたままでは安心して穏やかに過ごせる自宅の良さがなくなってしまいます。もしモヤモヤしたものが残っていたら、ぜひ医療者に相談して、不安を解消した後に、どこで過ごすかという選択を考えると良いでしょう。

同世代との新たな交流も施設のメリット

最後に、施設。施設のメリットには、二四時間誰かがいるという安心感、そして他の入居者と交流できることがあります。自宅での療養生活を続けている場合、家族以外とのコミュニケーションがどうしても希薄になってくることがあります。年を重ねるごとに、外出したり人に会うことが億劫になってくることがありますが、家族だけの生活が続くと、時には行き詰まってくる場面もあります。無理に自宅での生活を続けるより、施設での生活のほうが介護する側・される側にとって良い場合も十分にあるのです。

施設という環境で、似たような世代が集うことで、家族以外とのコミュニケーションが生まれやすい側面もあります。そうしていろいろな人と接することが、心身ともに良い作用をもたらすこともあります。時折、「施設に入れるのを悪いこと」だと思っている家族にお会いすることがありますが、施設ならではの良さもたくさんあります。

実は私自身も、故郷の沖縄で暮らしていた母を近くに呼び寄せ、施設で看取りました。在宅医として二四時間三六五日体制で働く私は、母の様子を見に頻繁に沖縄に帰ることがどうしても難しく、母の状況を考えると近くの施設に入ってもらうのがお互いにとって良い、という話になったのです。

日本では、親を施設に入れることに対して、どこかマイナスなイメージがあるように思いますが、実際に経験してみると、施設ならではの良さもたくさん感じました。施設で母の日に一〇〇本のバラを持たせてもらって写真撮影した時の、母の嬉しそうな顔を思い出します。施設ではこうした季節行事や各種レクリエーションが充実しているぶん、自宅の環境にはない賑やかさがあり、母も楽しそうに過ごしていました。

一口に施設といっても、さまざまな種類や特徴があります。まずはどんな施設があるのか、その選択肢を知り、どのような施設で過ごしたいか考えておきましょう。どんな施設があるのかを知るために、一度見学に行ってみるのも良いと思います。いろいろな施設を見比べるうちに、自分に合った施設がどのようなものか、イメージが明確になってくるでしょう。

がん終末期は、緩和ケアに対応した施設選びが必須

痛みやつらさを和らげる緩和ケアを、病院とほぼ同じように最期まで行うことができる施設は限られている現状があります。

緩和ケアでは、痛みやつらさを緩和するために医療系麻薬を使用することがありますが、この医療系麻薬の使用が施設によって問題になることがあります。医療系麻薬を使うときには、基本的には決まった時間に定期的に使いつつ、急な痛みやつらさに対しては追加で使う使い方が一般的です。急な症状は、いつ出てくるかわからないため、急性の症状に応じて使う医療系麻薬は、二四時間いつでも使える必要があります。

ところが施設によっては、夜間には医療系麻薬を使えないという問題が出てくることが

あります。施設での医療系麻薬の管理は、主に看護師が行うことが多いのですが、夜間は看護師が常駐していない施設が多いためです。本来は、本人に処方されている医療系麻薬を介護士のサポートで内服することは問題ないのですが、管理上の観点から、施設を運営する法人の方針によって禁止しているところが多いのが現状です。

夜間の急な対応として医療系麻薬が使えないことは、緩和ケアにおいて大きな問題になりますが、運営する施設がその重要性を把握していないことがあるのも事実です。実際に、私の患者さんの中でも、「医療系麻薬が使える」ということで施設に入居したものの、夜間は使えないということが入居後になって発覚し、家族が医療系麻薬を飲ませるために、夜間に施設に通わざるを得ないケースがありました。

また、医療系麻薬は、飲み薬が飲めなくなったら貼り薬に変えるのですが、貼り薬だけでは緩和できない場合には、注射の薬が必要になります。その対応についても、先述のように、法人の方針によって、施設の中では制限がかかることがあります。

こうしたことから、がん終末期で最期まで施設で過ごしたいと思った場合には、緩和ケアに最期まで十分に対応した施設に入居する必要があります。「看護師がいるから何かあっても安心」と安易に考えず、具体的に何をどこまでしてもらえるのか、確認することが大事です。もしがん末期の施設選びに迷ったら、「医療系麻薬が夜間も使えるかどうか」「薬が飲めなくなった時に注射ができるかどうか」、そして「最期までその施設にいられるのかどうか」を施設側に確認してみましょう。がん終末期で最期まで施設で過ごしたいと思ったら、その三点が欠かせないポイントになります。

7　在宅医療とはどんなもの？

さまざまな職種に支えられている在宅医療

在宅医療は、「できるだけ自宅で過ごしたい」という希望を医療面・生活面からサポートするものです。家で過ごす時間を安心して過ごせるようにサポートし、自宅にいる間に必要な医療やケアを提供します。そして、最期まで慣れ親しんだ自宅で過ごしたいと願うなら、できるだけ穏やかにその時を迎えられるように支えます。

在宅医療では、医師や看護師をはじめ、介護支援専門員（ケアマネージャー）、介護職、リハビリ職（理学療法士、作業療法士、言語聴覚士）、歯科医師や歯科衛生士、薬剤師、管理栄養士など、医療や介護分野のさまざまな職種が関わって、療養生活をサポートしています。ここからはそれぞれの職種の主な役割についてご説明しましょう。

まず、医師が訪問する訪問診療は、月に一〜四回程度、患者さんの状態に合わせて継続的・計画的に訪問して行う診療を指します。みなさんがよく耳にする往診は、患者さん側から「具合が悪いから来てほしい」といった要請があった時に行うものです。時折、「具合が悪くなった時だけ家に診に来てほしい」という患者さんがいますが、急な状態の変化に対応するためには、日頃の状態を把握しておく必要があるため、契約して定期的に訪問することが前提になります。

訪問診療の診察時間の目安は、初診が一時間～一時間半前後、以降は症状が安定していれば、一回一五～三〇分程度が一般的です。病院の外来診療と比べると、落ち着いてじっくり一人ひとりの患者さんと向き合えるため、「ゆっくり医師に診てもらえている」という感覚を持たれる患者さんが多い印象です。また、病院の診察室ではどこか緊張気味な患者さんが多い一方で、慣れ親しんだ自宅の空間が診療の場となる在宅医療では、どこかくつろいだ状態で医師と向き合っている患者さんの姿があるように感じます。

在宅医療というと、いざという時に医師や看護師が不在で、急な体調の変化に対応できないのではないかと不安に思う患者さんや家族も少なくありません。ですが、在宅療養支援診療所として地方厚生局から認可されている診療所に依頼すれば、何かあった時には二四時間連絡を取ることができ、必要なら往診できる体制が整っています。

私が院長を務める向日葵クリニックも在宅療養支援診療所の認可を受けていますが、自宅で最期を過ごすことを考えるなら、こうした体制が整っている診療所を選ぶと、患者さんにとっても家族にとっても安心につながるでしょう。

なかには、在宅医療は医学的にできることがあまりないのではと思われる人もいますが、医療機器の進化もあり、自宅でもある程度の診断や治療ができます。さすがにＣＴやＭＲＩといった高度な医療機器は使えませんし、手術のような治療は自宅では困難ですが、血液検査や小型のエコーなどの限られた検査によって、ある程度の診断もでき、治療も可能です。そして酸素吸入や痛み止めの持続注射などの医療処置も、自宅で始めることができますし、人工呼吸器を使用している方は、自宅でも継続して使うことができます。

また、「病気と付き合う」「つらい症状を取り除く」という点では、むしろ病院の医療より強みもあります。その大きなポイントが、二四時間連絡が取れるところ。例えば「すぐに診てもらいたいというほどではないが、この痛みは少しつらいかもしれない」という時に、病院の医師に相談するのはハードルが高く、次の診察の予約まで何とか頑張ろうとする方が少なくありません。一方、在宅医療であれば医師や看護師に二四時間相談できる体制が整っていることから、不安や我慢も短時間で解消しやすい側面があります。

在宅医療のもうひとつの柱が「訪問看護」です。訪問看護師は、医師の指示のもと行う医療処置に始まり、生活全般におけるケアや相談など、在宅療養における暮らし全体を見るプロともいえます。こちらも二四時間体制の訪問看護ステーションに依頼すると、いつでも相談でき、必要な時は訪問してもらえます。

「訪問看護で、看護師さんは何をしてくれるの?」と聞かれることがありますが、医療処置はもちろんのこと、医療面、生活面をバランス良く見ながら、患者さんの自宅での暮らしを支える大きな役割を担っています。

一見すると、体温や血圧、酸素などを測って、患者さんとお話ししているだけのように見えるかもしれませんが、そのコミュニケーションのなかから、現在の病状に対して薬などの医学的な対応は十分か、また日常生活で困りごとが起きていないかを察知し、必要な時には医師に報告して医師の指示のもとに薬を調整したり、より良く生活できるようにするためのマネジメントを行う存在とも言えます。また、医療面と生活面、双方の視点を持ち合わせていることから、療養生活を過ごす上で必要なノウハウや知恵を熟知しています。例えば、床ずれ防止のための体勢や、ベッドのマットレスの選定、オムツの当て方に至るまで、幅広い視点で対応してくれます。

その他、医師の処方した薬を自宅に届け、薬の説明や管理をしてくれる訪問薬剤師、自宅でリハビリをしてくれる理学療法士や作業療法士、言語聴覚士、さらに歯科治療や義歯の調整、口腔ケアを行う歯科医師など、さまざまな職種が連携して療養生活を支えます。

通院するのが難しい方が対象

在宅医療の対象となるのは、「通院するのが難しい方」。慢性的な病気や障害などによって通院が難しくなってきた方が対象で、寝たきりの方だけでなく、例えば足腰が悪くて歩いたり階段を上ったりすることが困難だったり、自分で動くことができても認知症などがあり、待合室でじっと座って待つことが難しいといった場合も対象になります。

これに加え、がんの終末期も在宅医療の対象となります。これは前述の通り、がんの終末期には、通院がまだ難しくない状態であっても、病気の特性上、状態が変化するスピードが速いためです。

「通院するのが大変になってきた」と感じたら、まずは今通っている医療機関の主治医、または病院の地域医療連携室や医療福祉相談室などに相談してみてください。

また、かかっている医療機関のない方は、地域包括支援センターや担当しているケアマネジャー（介護保険サービスを利用している場合）に相談してみましょう。地域包括支援センターは、地域の高齢者の暮らしを介護・医療・保健・福祉などの面から総合的にサポートするために設置されている機関で、市町村が直営もしくは市町村が委託する組織によって公的に運営されています。相談・支援は無料です。

在宅医選びの基準

在宅医を選ぶ時のひとつの基準となるのが、「在宅療養支援診療所」として認可されているかどうか。在宅療養支援診療所は二〇〇六年から始まった制度で、二四時間体制で対応することなど、一定の施設条件を満たした診療所を指します。何かあった時には二四時間連絡を取ることができ、必要なら往診できる体制が整っているため、患者さんや家族にとっても大きな安心につながると思います。

がん終末期の患者さんの在宅医を探す際は、緩和ケアに強い「在宅緩和ケア充実診療所」かどうか、また緩和医療認定医・専門医かどうかを目安にするのもひとつ。在宅緩和ケア充実診療所は、専門的な痛みのコントロールの経験があり、緊急往診や看取りの実績が豊富であると認められた医療機関を指します。がん終末期における患者さんの診療実績が多い傾向にあります。また、住んでいる地域の緩和ケア病棟のある病院の相談窓口（地域連携室など）で、緩和ケアに強い在宅医について聞くのも手。緩和ケアに力を入れている診療所は、日頃からやり取りが多いはずなので、生きた情報が得られる可能性が高いからです。

在宅療養を考えるなら、まずは自分が住む地域に、こうした診療所がどれぐらいあるのか、どんな在宅療養が実現できるのかについて調べておくといいでしょう。なお、在宅医療は、基本的には自分が住んでいる地域の医療機関にかかるのがルールで、在宅医療を行う医療機関と患者宅の距離は、「半径一六キロメートル以内」に位置することと法律で定められています（半径一六キロメートル以内に、専門的に対応できる医療機関が存在しない場合や、医療機関が存在していても往診・訪問診療を行っていない場合などを除く）。

まずは、いざという時に慌てないためにも、在宅医療を受ける、受けないにかかわらず、ホームページをのぞいたり、地域包括支援センターに行ったりして、自分の地域の在宅医療について調べておくと安心だと思います。

訪問診療の費用

訪問診療は「高くついてしまうのではないか」と不安を持つ人もいます。確かに外来診療と比べると医療費としては高くなりますが、徒歩での通院が難しくなってくると、タクシー代などがかかってきます。こうした交通費や付き添いの負担などを考えると、そこまで大きな差がないと思います。

例えば医療費は、医療保険の自己負担が一割になる七五歳以上の人の場合、月二回の訪問診療でかかるお金は、月に約六五〇〇円程度（二〇二三年現在）。そこに採血などの検査や在宅酸素の使用など、診療の内容に応じて追加が発生します。

しかし医療保険では、一定の金額を超えた分が後で払い戻される「高額療養費制度」があります。この制度によって、七〇歳以上の自己負担の上限額は、一般的な年収の場合には、月に一万八〇〇〇円と定められているため、それ以上はかかりません。他の医療機関にかかっている場合も、合算して月に一万八〇〇〇円を超えた分は、還付申請すれば戻ってきます。自己負担額の上限は、収入によって変わってくるため、詳しくはお住まいの地域の役所にお問い合わせください。

自宅での「生活」を支える介護保険サービス

　これまで医療面を中心にお話してきましたが、自宅で療養生活を送る場合、日々の生活を安心して過ごせるかどうかがとても大切になります。そこで、例えば一人で自立した生活を送るのが難しい場合や、家族だけで生活を支えることが難しい場合など、日々の生活を過ごす上で何らかの困り事がある時には、介護保険サービスによって、日常生活を支えるさまざまな支援を受けることができます。

　生活面での柱となるのが、介護士が利用者の自宅を訪問し、生活面のサポートをしてくれる訪問介護です。訪問介護は、食事や入浴、排泄などの介助を手伝う「身体介護」と、調理や洗濯、掃除などの家事を手伝う「生活援助」の、大きく分けて二種類があります。自宅のお風呂に入るのが難しくなってきたら、移動式の浴槽を用いて入浴の介助をしてくれる訪問入浴のサービスもあります。また、医療面と生活面の両方の視点から、療養生活を支えてくれる先述の訪問看護も、介護保険サービスによって利用できます。自宅に理学療法士や作業療法士が来てリハビリを受ける訪問リハビリテーションも同様です。

　この訪問看護や訪問リハビリは、基本的には介護保険によって利用するサービスですが、がん終末期や難病など、厚労省が定める特定の疾病等に該当する二〇の病気に該当する場合には、医療保険によって利用することができます。

また、自宅で暮らす利用者が、施設に日帰りで通うデイサービスやデイケアなどの通所型の介護サービスもあります。デイサービスは、朝、施設に出かけて、レクリエーションや体操などをして過ごし、昼食や入浴などを済ませて帰宅するサービスです。デイケアでは、理学療法士などによるリハビリも受けることができます。

その他、最短一日から施設に宿泊ができるショートステイなど宿泊型のサービスもあります。

これらのサービスのなかから、本人や家族と相談しながら、本人の状態に合わせて必要なサービスを選んで調整するのが、ケアマネジャーです。在宅ケアが始まる時には、それぞれの状況に合わせて、どのサービスを利用するのが良いか、ケアマネジャーと相談して決めていくことになります。ケアマネジャーは、「ケアプラン」と呼ばれる一ヵ月ごとの介護保険サービスの予定を立て、各所と調整する役割も担っています。

こうしたことから、必ずしも介護保険サービスについてよく知らなくても、専門の職種がサポートしながら個々の希望や状況に合わせたプランの相談に乗ってくれるため、心配する必要はありません。ですから、例えば「お風呂に一人で入るのが難しい」「買い物に行くのがつらくなってきた」など、まずは生活する上での困り事をケアマネジャーに相談してみてください。もし、相談することが初めてで、担当のケアマネジャーがいない場合には、地域包括支援センターに相談してみましょう。

現在は、自宅で最期まで安心して過ごせるためのサービスがいろいろ整っています。一人で抱え込んだり、諦めたりする前に、まずはぜひ相談してください。きっと道が開けるはずです。

がん終末期の場合は、少し早めに在宅医療のスタートを

がんの終末期の場合は、一人で通院が可能な時に、主治医から在宅医療をすすめられることがあります。これは前述の通り、がんの終末期は、病気の特性上、急に状態が変化することが多いためです。

ところが、在宅医療は「高齢者や寝たきりの人のためのもの」「動けているうちは必要ない」というイメージを持つ方が多く、まだ動けるからとかなり無理をしながら何とか通院を続けている人がいます。

がんで在宅医療が必要となるということは、「終末期である」という現実と向き合うことでもあります。しかし本当は、動くのが少し難しいと感じてきたタイミングが、在宅医療を始める目安のひとつ。二四時間体制の訪問看護と訪問診療を入れることで、より細やかな緩和ケアを受けることが可能になるからです。

繰り返しになりますが、やはりちょっとしたことで病院に連絡するのはハードルが高いもの。例えば、いつもの薬でなかなか痛みがとれないという時に、夜中であっても電話で相談できる環境があり、薬の調整ができるというのは、在宅医療の大きなメリットです。また、動くのが難しくなってきた時など、その時々の状況に合わせて、生活の相談や過ごす場所についても、在宅医や訪問看護師に相談することができます。そのため、ぎりぎりになってから「初めまして」と在宅医療をスタートするより、少し前から関わっていることで相談できることも増えると思います。さらに、一度在宅医療が関わったからといって、その後病院に行ってはいけないわけではありません。病院の主治医と在宅の主治医との二人体制という方法もあります。

こうしたことから、病院の主治医や看護師から在宅医療の話が出たら、ぜひ一度、柔軟に考えてみると良いと思います。

家で亡くなっても、警察は入りません

自宅療養についてのよくある誤解に、「家で亡くなったら警察が来るから、最期は入院させたほうが良い」というものがあります。しかし、在宅医が関わっていて、老衰やがん終末期など、死に至る病気の過程があり、その病気で亡くなったことが明らかであれば、在宅医が死亡診断書を発行できます。そのため警察への連絡は不要ですし、警察が家に来ることはありません。

ただしその時、ひとつだけ注意が必要です。それは、在宅医が関わっていて死に至る病気で亡くなることが予測されているなかで、自宅で息を引き取った時、慌てて救急車を呼ぶのではなく、訪問看護や訪問診療の緊急連絡先に連絡すること。呼吸が止まった状態で救急車を呼んでしまうと、基本的には心肺蘇生の対象となり、心臓マッサージや人工呼吸が行われます。そして、その結果亡くなった場合は、警察の検死の対象になることがあります。主治医から亡くなることが伝えられている状況の中で、自然な流れで穏やかに最期を迎えたい場合は、息を引き取った時には緊急連絡先に連絡しましょう。

なお、息を引き取る瞬間は、誰も見ていない時だったとしても何か問題になることはあ

りません。その瞬間を誰かが見守っていないといけないわけではないので、例えば、もし夜中に一人で息を引き取って、翌朝家族が気づいた場合には、そのタイミングで緊急連絡先に連絡するので大丈夫です。こうしたことは、自宅での看取りを希望する家族には事前に説明することですが、誤解によって望んだ形での最期が迎えられないことがないよう、ぜひ知っておいてほしいと思います。

8　お一人さまでも家で過ごせる

「食べたいものを食べたい」から家に帰りたい

心不全を患っていた佐竹洋一さん（仮名・54歳）。治療のために入院していた病院を退院するタイミングから、私が在宅医として担当することになりました。

一人暮らしの洋一さんは、料理人として長く働いてきた経験があり、食べることと料理することが大好きな人でした。病気がわかってからも料理人の仕事を続けながら、塩分など食事制限があるなかで、自分で食べたいものをいろいろ工夫してつくって、食べていたようです。時々、食べ過ぎたり、無理をして働き過ぎてしまうことで症状が悪化し、入院することになったようでした。

そんな洋一さんですから、入院中は食事に対するストレスが相当大きかったといいます。多くの人にとって、食事は楽しみのひとつ。「食べたいものを食べたい」という欲求はごく自然なものですが、入院生活となるとそれがなかなか叶えにくい現実があります。洋一さんの場合には、「食べたいものが食べたい時に食べられない」というストレスに加え、「自分で料理ができない」ということも大きなストレスになっていたようでした。

入院生活から自宅に戻った洋一さんは、退院直後に餃子を五〇個つくって食べたことを嬉しそうに話してくれました。最初は一〇個だけのつもりが、また一〇個、また一〇個……と増え、気づけば五〇個をペロリと食べてしまっていたとか。それでも塩分を考えて、塩やしょうゆを控えた洋一さん仕様の餃子だといいます。

「やっと家に帰ってこられた」「やっぱり家がいい」と、ニコニコしながら話していた姿を思い出します。塩分に注意しなくてはいけない時期にもかかわらず、ファストフードの塩分過多なハンバーガーやフライドポテトを美味しそうに頬張っていたこともありました。

これは入院ではありえないことですが、余命が限られているなかで、本人がそうしたいと願うことなら、食べたいものを好きに食べることや、お酒やタバコを楽しむのもありだと私は思っています。それによって病状が進むリスクや、症状がつらくなるリスクを十分に理解した上でのことなら、望みを叶えるのも選択肢のひとつだと思うのです。こういった選択の良し悪しには賛否両論あると思いますが、望めば選べるという意味では、自宅療養の自由がそこにあるとも言えると思います。

ある程度の不自由さはあります

身体が動けない状態で一人で過ごすことは何かと大変です。それでも、日に日に身体が弱りながら、ベッドの周りに食べ物や飲み物をたくさん置いて、「やっぱり家が気楽でいい」としみじみつぶやいていた洋一さん。「何か困っていることはない?」と聞くと、「うん、何にもない」と満足気な表情を浮かべます。寝たきりで不自由な生活ではあるのですが、心底「今がいい」と実感しているような表情を、今でも思い出します。

病を抱えて独居というと、つい「かわいそう」「一人で大丈夫なの?」と心配してしまいがちですが、家族がいないことを不自由と思うか、自由と思うかは人それぞれ。自ら一人の生活を選び、自由に生きてきた洋一さんにとって、最後まで一人で思い通りに過ごすことがとても自然なことのように思えました。

一人暮らしであっても、ある程度の不自由さを受け入れられるなら、一人で最後まで家で過ごすことは可能です。ここでいう不自由さとは、例えば自分でトイレに行くことが難しい場合、オムツが濡れて気になっても、介護士が来るまで待つ必要があるといったこと。病院のように、ナースコールひとつですぐに誰かが来てくれる環境ではないため、ケアをする誰かがいない時間には、多少の我慢がどうしても必要です。そのため、誰もいない時間の不自由さが嫌だという人には、一人暮らしでの在宅療養は向いていないかもしれません。

ですから、多少の不自由さや我慢より、住み慣れた家で好きなように過ごしたいと願うなら、一人暮らしでも十分に在宅療養は可能なのです。

ただ、自分が「一人暮らしでも家で過ごしたい」と願っても、家族の反対にあって希望を叶えることが難しくなる場合もあります。遠くに住む家族が一人暮らしを続けることを心配している場合など、本人より家族の心配が優先されて、結局は病院や施設に入ることになるケースもままあります。

ですが、家族の存在が障壁になってしまうのはとても残念なことです。家族としては、本人が本当に「一人暮らしで家にいたい」と望むなら、本人の意思を尊重し、「あれこれ口を出さずに支えよう」と腹をくくることも素敵な選択だと思います。

「絶対に入院はしない」。一人暮らしで貫いた意思

一人暮らしの患者さんで今でも思い出すのは、「猫と一緒に最後まで家で過ごす」という意思を貫き通した城田信一さん（仮名・57歳）です。

肺がん末期の信一さんは、最初から自分の意思をはっきり言葉で伝えていたので、こちらも迷うことなく自宅での看取りに備えることができました。

一人暮らしで在宅死を望むことは、家で一人の時に亡くなる可能性があることを意味します。もちろん私たち在宅ケアのチームが、毎日のように家を訪問して様子を見守っているため、いわゆる〝孤独死〟とは違います。そして一人でいる時に亡くなった場合でも、在宅医が関わっていて、死に至る病気の経過があり、その病気で亡くなったことが明らかであれば、前述の通り自宅に警察が来ることもありません。

ただ、誰かがずっと家にいるわけではないため、「息を引き取る瞬間に、家に誰もいない可能性がある」ということになります。

私は信一さんに、「一人で最後を迎えるかもしれないけれど、そこはどう？」と、聞き

ました。信一さんとは、これまで何度か最期の過ごし方について話し合ってきたので、私もこうした直球の投げかけができたのです。信一さんはきっぱりと「猫がいるから大丈夫」と頷きます。その返事を受けて、私たちも覚悟を決めました。

信一さんは、肺がんの影響で、呼吸がゼエゼエと常に荒い状態でしたが、大好きなタバコを手放そうとしません。呼吸を楽にするには、在宅酸素を導入する選択肢がありますが、火気を近づけると火災が発生する場合があるため、タバコは厳禁です。それでも呼吸が楽になることより、タバコを優先したい信一さんだったので、ご本人の我慢の限界まで酸素を入れずに過ごしました。在宅酸素を導入後も、相当苦しかったはずですが、ベッドに横たわったまま、杖で酸素のスイッチを切っては、最後までタバコを吸っていたようです。

そんな信一さんは、同居する猫を心から愛していて、猫が唯一無二の、かけがえのない存在だったようです。信一さんが亡くなったのは、私が訪問診療に通い始めて一ヵ月後のこと。訪問看護師が訪ねると、信一さんがベッドで息を引き取っていました。ベッドの下には猫の餌が置かれていて、最後まで猫のことを考えて過ごしていたようでした。

「猫のために絶対入院はしない」という意思を貫き、最後まで猫に愛情を注ぎながら息を引き取った信一さん。関わり始めた最初から最後まで、一度もブレることなく自分の意思を貫いて旅立った信一さんには、「あっぱれ」と見送りたい清々しさがありました。そして、自分にとって大切な存在とともに、愛情のこもったかけがえのない時間を過ごす豊かさを改めて実感しました。

遺されたペット問題

さて、一人暮らしでペットを飼っていた場合、飼い主が亡くなったあとでペットをどうするかという問題が残ります。信一さんのケースも、亡くなったあとで遺された猫をどうするかという話になりました。親戚は引き取ることができないということで、役所に問い合わせると「残念ながら殺処分しかない」と言います。

猫を第一に考えて最後まで過ごした信一さんの様子を見守ってきた私たちは、それを聞いて、いても立ってもいられず、ＳＮＳを通じて里親探しをすることにしました。その結果、何とか里親を見つけることができ、猫は新たな飼い主のもとで、今も元気に暮らしています。ペットの里親探しにまで奔走したのは初めてのケースで、原則的にはそこまでお手伝いするのは難しいですが、天国にいる信一さんも、猫の行き先が決まって、きっと安心してくれたと思います。

ペットを飼うことは、暮らしに張り合いを生んだり、ペットを通じた交流が広がるなどの良さもありますが、命を預かって飼うことは、一定の責任を伴います。高齢でペットを飼う場合やペットを飼っていて病気になった場合は、自分で世話ができなくなった時にどうするかを考えておくことも責任のひとつです。特に一人暮らしで、ペットのことで頼れる人が周りにいない場合には、ペットのこれからについてもなるべく元気なうちに考えておきましょう。

9　希望と現実との折り合いのつけ方

本人の希望をどこまで通すか

八〇代の両親の生活を近所で見守っている松田京子さん（仮名・50歳）。私の学生時代からの友人で、久しぶりに会った時に両親についての相談を受けました。脳卒中の影響から歩行困難な状態になり、認知症も出始めている母親の加代子さん（仮名・84歳）を、父親の純一さん（仮名・86歳）が同居しながら支えています。しかし最近は、夜間の加代子さんのオムツ交換で、夜中にも純一さんが起こされることが続き、だんだん純一さん一人で対応することが難しくなってきました。

昼間は何とか介助でトイレに行ける加代子さんですが、夜はぐっすりと寝込んでオムツに失禁があります。しかし、ふと夜中に目が覚めてオムツが濡れていることに気がつくと、純一さんを起こし、「オムツを交換して」と訴えるのだそうです。

自身も高齢で、身体の不調も出てきている純一さん。妻の願いとはいえ、真夜中に何度か起こされることが毎日ともなれば、どうしても疲労が溜まってしまいます。純一さんも京子さんも、何とか朝まで快適に眠れないかと、市販品の中で吸水性の高いパッドとオムツをいろいろ試したものの、どうしてもオムツを替えてほしいと言います。

夜間の排泄介助を誰かに頼めたらいいのですが、介護保険制度の対象となる夜間の定期巡回を行う介護事業所は、とても少ないのが現状です。そのため、例えば夜間のオムツ交換を誰かに依頼するとなると、自費の介護サービスに頼らざるを得ない場合が多く、毎日ともなれば大きな負担額になります。京子さんは、両親の家の近くに住んではいますが、フルタイムで働きながら、育ち盛りの子どもを育てる母親でもあり、特に平日は介護の時間を取るのがなかなか難しい現状があります。

自宅での生活を続けるかどうかを考える境目のひとつが、自力でトイレに行けなくなった時。私が関わっている患者さんや家族のなかにも、排泄介助が必要になったことをきっかけに、施設入居を選ばれた方がいます。そこで問題になるのが、介護される側が入居を希望するかどうか。純一さんも、排泄介助の負担が積み重なるなかで、妻を施設に預けたいという思いが出てきていますが、加代子さんは「施設には入りたくない」「このまま自宅での生活を続けたい」の一点張りです。

そこで、加代子さんに二つの選択肢を提案して相談することにしました。

一つ目の選択肢は、「オムツ交換の回数を減らすのを受け入れる」こと。オムツ交換の頻度を「濡れたら都度」ではなく、朝、ヘルパーさんが来るまで待つということにする。夜間のオムツ交換の頻度が減ったら、純一さんの負担もぐっと軽減されるはずです。

二つ目の選択肢は、純一さんの身体が限界なので、施設に行くことを検討すること。厳しいようですが、もし「施設に行きたくない」という本人の希望があって、介護に関わる家族に限界がきていたら、本人も何かを譲歩する選択を考えていくことが大切です。

支える家族の人生も大切に

このように、患者さん本人の希望をどこまで尊重すべきかに家族が悩む例が、しばしば見られます。もちろん家にいたい本人の希望を叶えられるに越したことはありません。しかし、一人で自立して生活を送れない状態であれば、それが現実的に難しい場合もあります。

本人は何としても家で快適に過ごしたい。ところが家族にどうしても事情があり、「常に本人が快適な状態で過ごす」とはいかないこともあります。本人の望むことをすべて希望通り実現できなくても、時として、それは仕方のないこととお互い割り切る姿勢も必要です。

というのも、介護している側に負担がかかり過ぎてしまうのはよくありません。支える家族側の人生も大切にすべきです。家族の誰かに負担が集中し過ぎていたり、黙って我慢している状態は、後悔を生みかねません。

家族全員が一〇〇％満足できる結論を探ろうとしても、それは残念ながら難しく、どこかで折り合いをつけることが必要です。困っている渦中にいる時には、どう前に進めばいいかわからなくなることがあります。そういう時こそ、本人や家族だけで悩むのではなく、在宅医や訪問看護師、ケアマネジャーなど、関わるプロの意見もぜひ聞いてみてください。きっと希望と現実の折り合いをつける道が開けると思います。

10　言うだけでなく、行動しよう

子どもの何気ない一言が、親にとって重荷になることも

5章でも触れたように、高齢化が進むなか、自宅で介護を受ける人と介護者の双方が六五歳以上の高齢者という老老介護は、年々増加傾向にあります。年齢とともに体力も低下し、身体の不調が出てきます。そんななか、夫婦とはいえ、夫が妻を、妻が夫を介護することは、時として難しい場面も出てきます。

ですが時折、遠くに住む子どもが、老老介護の負担をあまり考えずに、年老いた両親に対して「お互いを病院や施設に入れず、家で支えてほしい」と言ってしまうケースが見られます。子どもにしてみたら、「本人が家で過ごしたいと言っているし、お父さん、お母さんもそのほうが良いでしょう？　私たちも実家にいてもらったほうが会いに行きやすいし」という感じなのですが、介護している側の親にしてみれば、それが負担になってしま

うことがあります。例えば、こんなケースがありました。

がん終末期で「最期は家で過ごしたい」と退院し、自宅で生活することに決めた坂田和美さん（仮名・85歳）。同居しているのは夫の昭彦さん（仮名・86歳）と長男ですが、長男は残業も多いフルタイム勤務の会社員で、実際のところ和美さんを支えているのは昭彦さんのみという状態が続いていました。

近くに長女も住んでいますが、自分の生活に忙しく、「お父さんがいるから大丈夫だろう」と、どこか介護の負担を軽んじていたようです。長男も長女も「施設には入れずに、自宅で過ごしたいお母さんの気持ちを大切にしたい」と言うわりに、ほとんど自分たちが手を動かすことはしていませんでした。しかし入院前には自立した生活が送れていた和美さんは、退院後は思うように身体を動かせなくなっており、責任感の強い夫は、妻を一人で家に置いて出かけることができなくなってしまいました。

昭彦さんは几帳面な性格で、和美さんの介護を依頼しているヘルパーさんが家に来る前には、家のなかをきちんと片付けて、掃除もしてしまうようなタイプ。そうしたタイプの人の場合、知らず知らずのうちに、家に他人が来ることへのストレスを溜め込んでしまいがちなのですが、昭彦さんもまさにそうでした。人に気を遣う性格でもあり、ヘルパーさんにお願いすることを考えたり、「これとあれをやってほしい」とお願いすること自体もストレスになっていたようです。そうした不満や不安を家族にも口外しない昭彦さんですが、そのうち、疲労の色が濃くなっているのが目に見えてわかるようになりました。

私は家族で話し合いをするように勧めましたが、昭彦さんはなかなか子どもたちに話を切り出すことができず、私も一緒に長男と長女に話すことにしました。

「このままお父さんだけが介護する状態は限界が来ています」「お父さんは、施設入居も考えているみたいです」と二人に伝えると、「お父さんが大変なのはわかるけれど、母は家が良いって言っていたし……」「このまま入院したら会えなくなるかもしれないから……」と二人とも渋っています。そこで昭彦さんがヘルパーさんが来る前に掃除をしてしまうことなどを伝え、「このままお父さんに負担が集中したままだと、体調を崩して入院しかねない」と話しました。そして、「家での生活を続けるなら、お二人にももう少しお父さんのサポートをしていただくことを考えたほうが良さそうです」と踏み込みました。

「お父さん、そんなに頑張ってたんだ……」と戸惑う二人を前に、昭彦さんは「母さんと一緒にいたいし、お前たちとも一緒にいさせてやりたい。でも、俺ももう歳で限界が来てる……ほんとうに情けないんだが」と、初めて本音がポロリ。

二人はそこで、元気だと思い込んでいた父親も高齢であり、父親一人で母親の面倒を見るのが大変であることに、はっと気づいたようです。交代制で少しずつ介護をサポートし始め、昭彦さんの負担が軽減されるようになりました。

意見と労力はセットで

「家が良いよ」「いつでも会いに来られるから」と言いながら、実際にはほとんど会いに来なかったり、何も手伝わないという子どもたちをしばしばお見かけします。

自分のなかに「こう過ごしてもらえたらいいな」というイメージがあって、それを実現してほしいと求めるのなら、自分もある程度、実現のために動く努力が必要だと感じます。そして「家で過ごしたい」というのが患者さん本人の希望だったとしても、「本人が望んだことだから」を手伝わないことの言い訳にしないこと。

「自宅で過ごしてほしい」と言うのなら、それによってかかってくる介護の負担について、一緒に考えるべきではないでしょうか。そうでないと、自分の希望だけを言う〝押し付け〟になってしまいます。

そのため、「こうしたほうが良い」と意見を言うなら、ぜひセットでそうするための労力も負担することを心がけましょう。労力を負担できないのに、口だけ出すのは、トラブルの元。いっそ最初から口を出さないようにするほうが、結果的に物事がスムーズに進むことが多いように感じます。

実際に、前述の和美さんの例では、実はもう一人、近くに住む次男もいたのですが、彼は「父親に負担がかかり過ぎるから」と最初から自宅での生活に反対していたようです。

次男は「家族みんなのために、施設に預ける選択肢もある」と家族みんなに提案していました。というのも、次男は仕事が忙しく、なかなか介護を手伝うことができません。そのため「施設には預けずに、自宅で見守りたい」という長男・長女の希望を前に、「お父さんの負担を減らすには、自分も手伝うべきだろうけれど、仕事があるからそれができない。それでも自宅で見守るなら、申し訳ないけど自分のことはあてにしないでほしい」とはっきりと口にしていました。次男としては、よくよく考えた上で、無責任な行動を取らないために口にしたことだったと思います。

そうした経緯もあって、次男は母親の自宅での生活が始まってから、一切の口出しをせずに、すべての物事に対してノータッチでした。ですが、自宅での生活が始まると決まった時から、「サポートもしないけれど、文句も一切言わない」と兄弟間で話し合っていたため、介護のサポートをしないスタンスを貫きながら、兄弟間のトラブルも全く起きずに、良好な関係のまま、和美さんは最期を迎えました。

次男は、「自分は責任を持って介護に関われない」と冷静に状況を判断し、そのスタンスを明確にした上で、「関われないのであれば、とやかく意見を言わない」ことが、自分の責任だと考えたのだと思います。できること、できないことの判断をした上で、関わり方のスタンスを明確にし、最後までそれを守りきる——。これもひとつの立派なあり方だと実感した出来事でした。

家族がやらなくてはいけないこともある

「訪問看護も二四時間対応だから、三食ご飯も食べさせに来てもらえるんですよね？」と、過度な期待をしてしまったり、何かあればすべて対応してもらえるものだと誤解されている人もいます。もちろん、自宅での生活を安心して送れるようにサポートするのが私たちの仕事です。しかしそのサポートには、できることとできないことがあり、頼んだら何でもやってもらえるというわけではないことを知っておいていただけたらと思います。

例えば、がん終末期で認知症の沢田好子さん（仮名・81歳）。

好子さんは一人暮らしで、遠方で会社員として働いている息子さんがいますが、仕事で忙しい状態でした。好子さんは、認知機能が落ちてきていることから記憶が曖昧で、すぐにいろんなことを忘れてしまいます。私が関わるようになった時点で、すでに定期的に服用しなければならない薬を、決められたとおりに飲むことが難しくなってきており、今後一人暮らしを続けることが、早々に困難になってくることが予想されました。

がん終末期では、急に病状が悪化し、自宅での療養生活が難しくなってきたときに備え、あらかじめ入院できる病院を確保しておくと安心です。主治医のいる病院でその対応ができない場合には、別の病院の緩和ケア病棟に、いざという時に入院できるための登録をしておきます。好子さんがそれまでかかっていた病院では、入院の受け入れができないことから、別の病院に登録する必要がありました。ましてや好子さんの場合、一人暮らしで認知症もある状態ですから、いざという時に備えて、できるだけ早く登録しなければならない状況でした。

こうしたことを踏まえ、一人暮らしが難しくなったときの療養場所の相談と、入院のための登録をお願いしようと、息子さんになるべく早くお会いして、お話ししたいことを伝えたのですが、息子さんは「忙しくてとても無理です」と言います。私は、訪問診療の開始の際には、なるべく早いタイミングで家族と直接お会いして相談することを大切にしていますが、息子さんの返事を受けて、やむなく電話でお話しすることになりました。ところが、差し迫った状況を息子さんに伝えるも、「すべてそちらにお任せします」「病院の登録は、時間ができたら行きますから」という返事で困ってしまいました。

しばらくして、ヘルパーさんから、好子さんがとても痛がっていると連絡がありました。薬を飲み、すぐに痛みはおさまりましたが、認知機能の低下から、定期薬もほとんど飲めていない状況です。今後また、一人の時に痛みが出る可能性がありますが、その時に薬も飲めず、誰かに連絡もできない状況だとしたら、好子さんのつらさが増すことになります。

そこで息子さんに再度連絡し、状況を伝えて、入院先の登録を改めてお願いするも、「本人がまだ一人で生活できると言っているので、大丈夫です」の一点張り。確かに好子さんは、状態が落ち着いているときに「大丈夫？」と聞けば「大丈夫」と答えます。しかし認知症の好子さんが、今自分の身に何が起こっているかを理解した上で、今後の選択をすべて一人でやることは、どう考えても難しく、家族の協力が必要な局面です。にもかかわらず、依然として息子さんは動こうとしません。

それから一週間もしないうちに、ヘルパーさんから「好子さんがとても痛がっている」と連絡がありました。薬を飲むと痛みはすぐに落ち着きましたが、長い間痛みと闘っていたのか、好子さんは全身にびっしょりと汗をかいていました。この事態を受け、やはり現状のままで一人暮らしを続けるのは、好子さんにつらい思いをさせるだけなので、一刻も早く環境を整備するか、療養場所を再検討する必要があると確信しました。

改めて息子さんに連絡すると、「とにかく仕事が忙しいので、救急車を呼んでどこか病院に連れていってもらえませんか?」と言います。言わずもがな、救急車は緊急事態に呼ぶもので、薬を飲んで落ち着いている好子さんの移動手段として使うわけにはいきません。そこで、ここはどうしても家族が動かなければならない局面であることと、好子さんの現状と今後の生活について、好子さんの在宅医療に関わっている職種みんなで息子さんに何度も伝えました。息子さんはそこでようやく重い腰を上げて、渋々といった感じで動き始めましたが、「誰かがやってくれるだろう」という考えは、本当に困りものだと痛感しました。

関われないなら、別の策を早めに講じておく

好子さんのように、患者さん本人が意思決定をしにくい場合には、家族が意思決定に参加したり、サポートのために動く必要があります。基本的に急な入院時などは、その手続きや病状説明のために家族が病院に行くことが必要になります。家族が遠方に住んでいてそのような対応が難しい時は、何か別の策を準備しておかなければなりません。

そのためにも、「ここまではできるけど、ここからはできない」という線引きを明確にすることも、いざという時に円滑に進めるために大切です。私たち在宅ケアを支えるスタッフは、様々な選択肢を提案して、本人と家族に合った選択ができるように精一杯サポートします。ですが、その上で意思決定をするのは、他でもない本人や家族なのです。

ところがなかには、「誰かが決めて動いてくれる」「やってもらって当たり前」と考えているケースが見られます。面倒がって関わろうとしなかったり、医療や介護的な正解があると信じて、それを医療者や介護者側に教えてもらえると誤解してしまっている人もいます。現役世代の家族だと「忙しくて手が回らない」と言いたくなるかもしれません。しかし、本人が意思決定できない場合、家族が関わらないと困るのは本人です。

そして、家族の関わりを考える上で、5章でもご説明した「人」「物」「お金」「夢」の整理が欠かせません。いざという時に、誰がどれだけ動けるのか、そのために何が必要になってくるのか、使えるお金はどれぐらいあるのか。これらを、いざという時になってから考え始めるのではなく、なるべく早い段階から考えて、一度整理してみましょう。その上で、もし家族が関わることが難しい場合には、そのための対策を用意しておくことが必要です。

11　家族だからこそ、できるケアもある

「いつもと違う」と察知する力

本人が「最後まで自宅で過ごしたい」と望んでも、家族が自宅で見守ることに不安を感じ、二の足を踏んでしまうケースを目の当たりにすることがあります。本当は残された期間を一緒に過ごしたいのに、「症状の変化を見逃したらどうしよう」「何かがあったら素人の自分には対処できない」と、在宅での療養生活を見守ることへの不安感が拭えない状態です。

しかし、症状の変化を見るには、「いつもと違う」という感覚がとても役立ちます。医学的な知識がなくとも、「いつも」の状態を知っている家族の感覚が、重要な判断材料になることが多いのです。

しかも入院したからといって、医師や看護師が二四時間つきっきりで一人の患者さんを

みているわけではありません。むしろ、同居する家族がいれば、病院より自宅のほうが、何かと患者さんの様子を見ている時間があります。

また、一見、心配に思える変化であっても、それは身体の自然な変化であることや、本人は苦しくない場合もあります。家で最後まで過ごす時は、死に向かう時の身体の自然な変化について、医師や看護師から説明があります。今までの私の経験上、事前に聞いていたことなら、落ち着いて見守ることができる家族が多い印象です。

変化を察知するには、日頃からの本人の様子を知っている家族に勝るものはありませんし、目が行き届きやすいというのも、家族が見守っているからこその大きな強みです。この点は、ぜひ自信を持っていただけたらと思います。

家族の「ちょっとした対応」で豊かな時間になる

そして、家族だからできるケアもあります。患者さんからすれば、医師や看護師に頼みづらい「ちょっとしたこと」は意外と多いものです。例えば「のどが渇いた」「水をひとかけ食べたい」「ちょっと体勢を変えてほしい」など。身体が思うように動かないからこその「ちょっとしたリクエスト」も、家族になら頼みやすいですし、家族がそばにいるという安心感は何にも代えがたいものだと思います。

自宅という空間も、くつろぎの大きな要素になりますが、気を遣わず、他愛ない話ができる相手がそばにいるというのも大きな安心感になります。昔話やちょっとした思い出話が共有できるのも、ともに過ごした時間の歴史がある家族ならでは。認知症の患者さんも、昔の話は覚えていたりするものです。「あの時こうだったよね」と、過去を振り返ってちょっと話せる相手がそばにいるだけで、随分違ってくるものです。

家族のアイデアと愛が医学を超える

老衰によって身体が弱っていた西田倫子さん（仮名・86歳）。処方されている薬の味が気に入らず、口から出してしまって飲むことができません。そこで家族が〝薬を飲ませる策〟として考えたのが、キャラメルをのばしたもので、薬を包んで飲ませることでした。この策は成功し、キャラメルによって薬の味がカモフラージュされ、口から出すことがなくなりました。病院では、一人の患者さんに対してここまですることはできませんし、本人が好きなものを知っているからこそ生まれた家族のアイデアは、時に医学を超えると感じました。

老衰でだんだんとご飯を食べられなくなってきていた倫子さんですが、甘い物は大好きで、アイスクリームだけは一日三〜四個も食べることができました。ですが、本人が自分で食べることは難しい状態だったため、アイスを食べさせるのは家族の役割です。倫子さんは食べるのにとても時間がかかるようになっていましたが、家族が根気強く少しずつ食べさせているうちに、気づけば三個、四個と食べられていました。そうしているうちに、本人が元気になっていったのです。

もともと認知症があり、尿路感染を起こして入院した原田安江さん（仮名・85歳）。入院生活で寝たきりの状態が続いたことで、身体を動かすことが難しくなり、食事をするのも困難な状態になってしまいました。このまま病院にいると弱り切ってしまうと考えた家族が、尿路感染が治った段階で、安江さんを家に連れて帰る決断をしました。退院時、病院からは「あと二週間で亡くなるかもしれない」「無理に食べさせると、誤嚥《ごえん》性《せい》肺炎で亡くなる可能性が高い」と言われていましたが、家族がジューサーで液状にした食事を、少しずつ時間をかけて食べさせ続け、気づけば退院から一年が経過。今は点滴もせず元気に過ごすことができています。このように、本人を知っている家族だからこそのアイデアや、心の込もったケアによって、時に病院で過ごすよりも元気になれることがあるのです。

起こりうる身体の変化を知ることで、心の準備を

自宅で最後まで過ごす時には、息を引き取る瞬間は、医師や看護師が立ち会うことは少なく、家族だけで看取ることがほとんどです。家族だけで看取ると聞くと不安感を持つ人もいるかもしれませんが、これから起こりうる身体の変化や、亡くなる前の状態について知っておけば、落ち着いて見守ることができる家族が多いようです。実際にその時が近づいてきた際には、医師や看護師からの説明があると思いますが、ここでも説明しておきたいと思います。

残された時間が一週間程度になると、だんだんと眠っている時間が長くなってきます。食べたり飲んだりする量が減り、飲み込みにくくなって、むせたりすることも出てきます。この頃は、夢と現実を行ったり来たりするような感じで、辻褄《つじつま》が合わないことを言ったり、手足を動かすなど落ち着かなくなる変化も見られます。残された時間が一〜二日になると、声をかけても目を覚ますことが少なくなります。眠っていることが心配になることもあるかもしれませんが、穏やかな表情で眠れているのはつらくないことの証なので、安心して大丈夫です。

さらに最期が近づくと、喉元でゴロゴロという音がすることがあります。これは唾液をうまく飲み込めなくなるためで、自然な経過のひとつです。ゴロゴロする音で心配になると思いますが、穏やかな表情であれば本人は苦しくありません。時に「吸引できませんか？」と言われることがありますが、吸引でも唾液を取り切ることはできませんし、むしろ吸引の行為そのものが、本人にとって強い苦痛になることがあります。そのため、穏やかな表情であれば基本的には見守ることで十分です。

また、呼吸のスピードが早くなったり遅くなったりするなど、リズムが不規則になりますが、これも問題はありません。さらに、呼吸と同時に肩や下顎《したあご》が動くようになり、あえいでいるように見えることがありますが、これも苦しいからでなく、この時期の自然な体の変化ですので、無理に何かをしようとせずに見守りましょう。もし見守るだけで良い状況なのか不安な時には、訪問看護師や在宅医に相談しましょう。

こうした過程を前もって知っておくと、必要以上に不安になることなく過ごせると思います。また、耳は最期まで聞こえていると言われているので、みなさんの声もしっかり届いていています。音楽をかけたり、手足をさすったりしても大丈夫ですし、特に何かをしようとしなくても、ただ一緒にいるだけでも十分です。繰り返しますが、穏やかな表情であれば本人はつらくないため、落ち着いて見守りながら、最期のひとときを大切に過ごしてほしいと思います。

亡くなる瞬間は、本人が選ぶ

家族のなかには、「最期の瞬間に立ち会うことができなかったらどうしよう」ということに、大きな不安感を持つ人もいます。しかし、これまで数多くの看取りの経験をして思うことは、「亡くなる瞬間は、その人が選ぶ」ということ。

科学的な根拠があることではないですが、息を引き取る瞬間というのは、本人が逝きたい時を選ぶ気がしています。これは医療者の間でもよく話されることで、実際に同じ意見を持つ医師や看護師も多いです。

息を引き取る瞬間に立ち会っていないと後悔してしまう人が多いですが、どんなにそばで張り詰めて見守っていても、ふとした瞬間に旅立つこともあります。本人が見ていてほしかったら、一緒にいる時に息を引き取るし、そうでなかったら、少しの隙に旅立つ。旅立つ瞬間というのは、そういうものだと感じます。

実際に、トイレに行くのも極力我慢するほどに張り詰めて見守っていた家族が、一瞬だけ席をはずしたそのタイミングで息を引き取った例もあれば、一人暮らしの患者さんで、一日一回だけヘルパーが訪問する時間を、まるで選んだかのように旅立った例もありました。ですから、もし一人で逝かれる時は、そういうことなのだと思います。いうなれば、「かっこよく一人で旅立ちたかった」「心配をかけたくなかった」などでしょうか。本人が一人で逝くことを選んだ、それに尽きると思うのです。

どんなに頑張ってこられた家族であっても、遺される側にはどうしても何らかの悔いが残りがちです。しかし常に張り詰めて見守っているより、普段通りの生活を続けているほうが、本人も心地よく過ごせるはずです。そして最期の瞬間に立ち会えるかどうかに気を揉むより、最期までの時間をいかに豊かに過ごすかを考えるほうが、ずっと大切です。大事なのは、その瞬間ではなく、それまでの過程だと思います。

迷ったら、一度始めてみてから考える

在宅医療では、二四時間体制の訪問診療や訪問看護を選ぶことで、何か心配なことや判断に迷うことがあったらいつでも相談ができ、必要な時には訪問してもらえる体制があります。

また、一度自宅療養を始めたからといって、最後まで家にいないといけないわけではなく、途中で入院や施設の選択をすることもできます。

実際に、「絶対に最期は自宅で過ごす」と決めていた人が病院に移る場合もありますし、「絶対に最期は病院で過ごす」と決めていた人が、自宅にいることを選ぶ場合もあります。ですから「とりあえず自宅での療養生活をスタートしてみて、難しかったらまた考える」というスタートの仕方もいいと思います。これは想像するだけではなく、やってみないとわからないことも多いからです。

繰り返しになりますが、自宅で最期まで過ごすことがすべての人にとって最善とは限りません。一緒にいる喜びより不安や疲労が上回る場合などは、入院したほうがいいこともあります。また「弱っていく姿を家族に見せたくない」と本人が思う場合や、「死に至る過程を見たくない」という家族がいる場合もまた、入院を考えるひとつの要素かもしれません。

前述の通り、その時々の状況によって、過ごしたい場所が変わるというのは、当然のことです。実際にその状況に直面してみないとわからないことは多々あり、途中で意向が変わるのも当たり前のこと。やってみて違ったら、変えてみる。それで良いのです。

12　がんの緩和ケアは、早期から

痛みは我慢せずに抑えたほうが良い

二年前に肺がんと診断され骨転移のある田辺和夫さん（仮名・56歳）。骨転移による痛みが強まり、緩和ケア病棟に入院することになりました。その後、「家に帰りたい」という本人の希望で、退院してからの生活を私が在宅医としてサポートすることになりました。

がんという病では、多かれ少なかれ痛みや倦怠感などの症状が現れます。落ち込んだり、悲しんだりといった精神的なダメージや、迫りくる死への恐怖もまた苦痛です。出会った当初の和夫さんは、強い痛みが押し寄せ、精神的にも追い詰められている状態でした。緩和ケア病棟を退院した理由も、二ヵ月間の入院期間が痛みとの闘いで、不安感が増したことが大きかったようです。

そうした経験があったからなのか、和夫さんはどこか医療不信のような感情をお持ちのようで、最初は私たちに対しても決してオープンな態度ではなく、どちらかと言えば〝閉じた〟感じがありました。

和夫さんの場合、痛みを和らげる目的で使う医療用麻薬以外にも、神経系の痛みを取る薬、さらに精神的な不安感を和らげる薬など、入院中にいろいろ試してもらったようですが、どれも思うようには効いていなかったとのこと。

和夫さんに薬以外で何が楽になったか伺ったところ、「お風呂に入った後が一番楽になる」と言いました。そこで身体を外から温める温湿布を試してみたのですが、効果なし。「ならば」と試したのが、身体の中から温める作用のある漢方薬でした。これが和夫さんに合ったようで、随分と痛みが和らいだようです。

それ以来、和夫さんはぐっと穏やかになり、私たちに対しても少しずつ心を開いてくれるようになりました。自宅に戻ってほっとしたこと、何よりつらい痛みから解放され、日常生活が送れるようになったことで、気持ちも明るくなったのだと思います。痛みと闘っている時と比べると、表情も雰囲気も明るくなり、本来の姿を取り戻したかのように見えました。余命半年と言われて退院し、自宅に戻ってから一年。痛みが和らいだことで、体調の良い日には「今日は風呂掃除ができた」「洗車した」などと報告してくれるようになりました。

がんは終末期に痛みが強くなるとは限りません。がんがどんなに小さくても、痛みを感じる神経の近くにあると、痛みを強く感じることもありますし、肝臓のように痛みを感じる神経が存在しない臓器では、ずっと痛みを感じないこともあります。

そして、痛みは、我慢せずに薬を上手に使って抑えたほうが良いものです。なぜなら痛みがあることでいろいろなことが考えられなくなり、どんどん塞ぎ込んでしまうからです。つらさと闘い続けても、良いことはひとつもありません。身体と心はつながっているため、身体が感じる痛みは、心にも大きな影響を及ぼします。

痛みやつらさがあれば、終末期であるかないかにかかわらず、緩和ケアでしっかり和らげましょう。和夫さんのように、痛みから解放されることで、穏やかな日常を取り戻すことができますし、豊かな時間を過ごすことにもつながるから。痛みやつらさを緩和させるのは、どんな時期においても大切なことです。

薬も対処法も、病院と在宅で変わらない

痛みの和らげ方は、症状や段階によって対応が変わってきます。一般的には、最初は市

販されているような解熱鎮痛薬の内服から始め、それでも痛みが取れなければ、別の薬を追加するか、医療用麻薬を追加します。医療用麻薬にもいくつか種類がありますし、一口に薬と言っても、飲み薬、貼り薬、座薬、注射と、同じ薬でもいろいろな形態がありますす。まずは飲み薬からスタートすることが多いですが、薬を飲むことが難しくなってきたら、貼り薬や座薬、注射に変更することができます。そして、これらは家でも病院と同じように対応できます。

ですから、自宅でも安心して病院と同じような緩和ケア受けることが可能ですし、前述のように、病院より在宅医療のほうが相談しやすい体勢が整っている側面もあります。また、自宅でリラックスできるからか、退院後に不思議と痛みが和らぐ方もいらっしゃいます。

医療用麻薬は怖くない

緩和ケアに欠かせないのが、医療用麻薬です。しかし、日本ではいまだに、医療用麻薬に対する偏見が大きいように思います。がん患者さんのなかにも、「薬は使わないに越したことはない」と思い込まれている方もいます。しかし、痛みを我慢することは、身体を消耗させることにもつながります。また、限界まで我慢して痛みが強くなってから薬を飲むと、痛みを抑えるための薬の必要量が増えてしまい、結果的にたくさんの薬を飲まざるを得ない状態になる場合もあります。言わずもがな、痛みと闘う時間を少しでも減らすことは、QOL（生活の質）を上げることにもつながります。

次ページのグラフは、国別の医療用麻薬の消費量を示したものです。これを見ると、日本は先進国のなかで医療用麻薬の消費がかなり少ないことがわかります。医療用麻薬は、今ではがんだけでなく、腰痛などの治療で「強い痛み止め」として健康保険が適用されているものもあります。

麻薬という言葉の持つイメージから、依存性を心配される人もいますが、痛みがある人が使用する場合は、中毒や依存症にならないことがわかっています。適切に使用すれば、安全で、かつ効果的であることが実証されているのです。

さらに医療用麻薬には痛みだけでなく、息苦しさなどを和らげてくれる効果もあります。こうした緩和ケアは、がん終末期の患者さんをはじめ、死が近づいている人だけのものだと思われがちですが、決してそうではありません。緩和ケアは、重い病気によって生まれる心理的な不安や、身体的な痛みをはじめとするつらい症状を和らげて、日々のQO

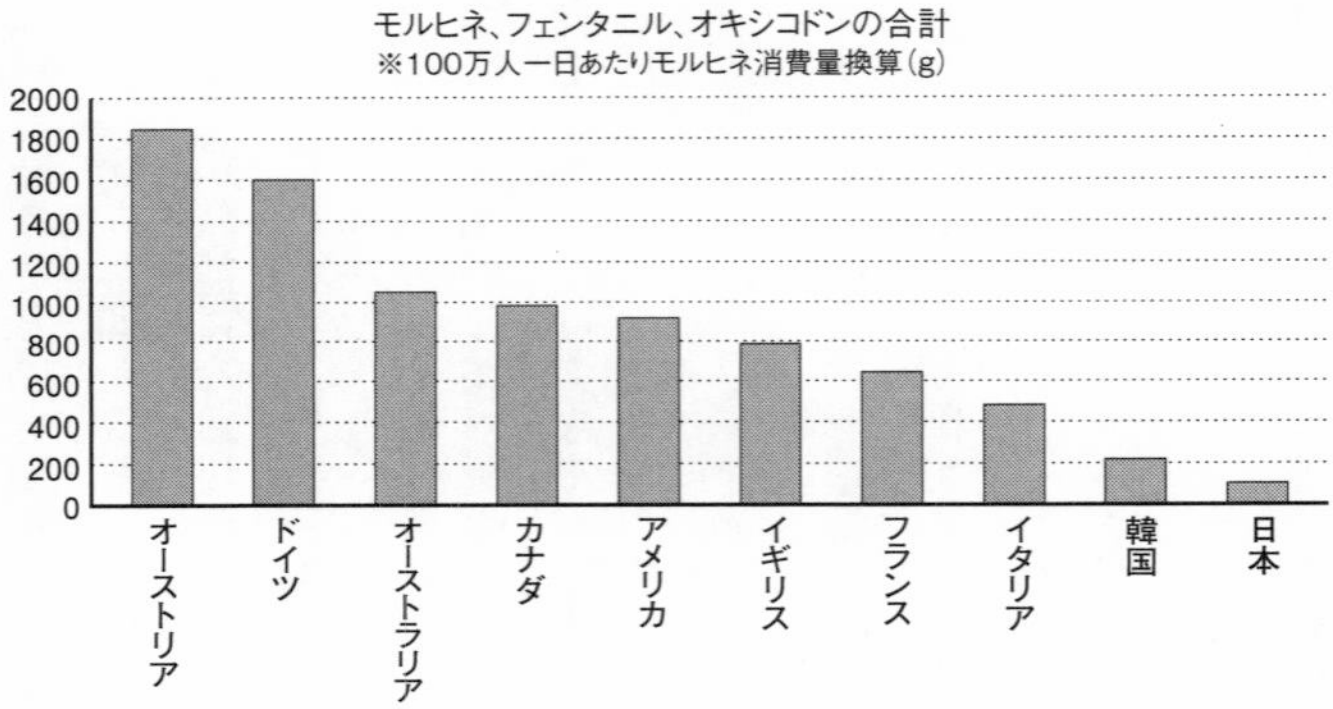

医療用麻薬消費量国際比較（2017～19年）

「がんの統計2022」公益財団法人がん研究振興財団

Lを向上させるためのケアを指します。緩和ケアを早期から導入することで、うつなどの症状が出にくく、標準的な治療だけを受けるよりも生存期間が延長されたという研究結果も報告されています。

以前は、治療ができなくなったら緩和ケアに「切り替える」という考え方が主流だった時代もありました。ですが今は、緩和ケアと治療は「最初から並行して行うもの」という考え方に変わってきています。

緩和ケアや医療用麻薬に関するネガティブなイメージはぜひ払拭していただき、正しい理解のもとで適切な薬を使うケアにつながってほしいと思っています。

13　抗がん剤のやめ時も、豊かに過ごすために大切

治療を続けるのがベストとは言えない時

がんの治療に使われる抗がん剤は、髪が抜ける、嘔吐、皮膚炎、口内炎、食欲低下、全身倦怠感など、さまざまな副作用が生じることでも知られています。抗がん剤の難しいところは、薬が効くかどうか、やってみないとわからないところ。人によって効く薬も違えば、出てくる副作用もまったく違います。新薬も次々と出てきており、今はさまざまな種類の抗がん剤があります。

しかし現在のところ、がん細胞だけに作用し、正常な細胞には一切作用しないという抗がん剤はまだ開発されていません。そのため、抗がん剤の治療を続けていると、どうしても正常な細胞にも影響が出ます。

そのため、「治療によって改善するのが難しいので抗がん剤をやめましょう」と医師が

言う時は基本的には中止したほうが良い状態です。

しかし時々、「抗がん剤治療をやめたら今より悪くなるのが心配だから続けたい」とおっしゃる方にお目にかかります。ですが、効かない抗がん剤は、それによって命を縮めてしまうという本末転倒な事態に陥る場合があるので、医師が中止を勧めたときは中止のほうが良いと思います。

一方、医師から言われたわけではない時でも、抗がん剤治療の中止が大切な選択肢になることがあります。例えば副作用が強く、あまりにつらい場合などは、「抗がん剤治療を続ける＝苦しさと闘い続ける」日々が続くため、限られた時間を思えば、治療を続けるのがベストの選択肢とは言えなくなってくることがあります。

抗がん剤によって、寿命が伸びたとしても、その期間が苦しみ抜く時間だけになった場合、それが本当に良い選択肢と言えるのか、とても難しいところです。抗がん剤を続け、たとえ具合が悪いままでも少しでも長く生きたいのか、抗がん剤をやらずにたとえ短くなっても快適な人生を過ごすのか、どちらがその人にとってより豊かな人生となるのか、その選択には個々の価値観が大きく表れると思います。

そのため、抗がん剤治療は想定される効果と副作用について、医師からよく聞いた上で選択することをお勧めします。そして治療を始めてからも、効果と副作用を常に天秤にかけて選択すること。いくら医師が「薬が効いている」と言っても、その副作用があまりにつらい場合には、続けることがベストとは言い切れないことがあります。

私の患者さんのなかにも、息子さんからの「抗がん剤治療を続けてほしい」という願いを押し切って、「治療をやめる」ときっぱり決めた母親がいました。副作用があまりにつらく、「このまま治療を続けて苦しい時間を過ごすくらいなら、生きている意味がない」というのが治療をやめた理由でした。母親に少しでも長生きしてほしい息子と、抗がん剤治療がつらくてたまらない母親は、治療の継続を巡って議論が続いたようですが、息子さんに病院まで来てもらって話し合いをして、最終的には母親自身の希望を尊重しようということに決まりました。

抗がん剤治療を担当していた主治医からは、「抗がん剤をやらなければ、あと一～二ヵ月で具合が悪くなる」と言われていましたが、治療をしないまま、その後一年が経過。その一年は、副作用に苦しむことなく、好きなものがおいしく食べられて、穏やかで快適に過ごせた時間になって息子さんも喜んでいます。すべての人に当てはまるわけではないですが、なかには抗がん剤治療を中止しても長く生きられる場合もあるのです。

「治療をやめたい」と相談する勇気

もちろん、それでも「最後まで抗がん剤を続けて、がんと闘い抜きたい」という患者さんもいます。それが本人が本当に望むことであれば、最後まで抗がん剤治療を続けるのもひとつの選択肢かもしれません。しかし残された時間でやりたいことがあったり、穏やかな時間を過ごしたいと願う場合には、治療をやめる選択も時として必要になります。治療を継続することが、豊かな時間につながるとは限らないのです。

治療をやめるタイミングというのは、医師によって見方や判断が多少変わってくるのが正直なところです。治療を中止すべき基準と、ある程度の目安は存在するものの、医師の経験や考え方によって、多少なりとも差が出てきます。また判断が難しい微妙なラインが存在するのも事実です。さらに、医師としても「治したい」という思いが大前提にあるため、治療をやめる判断は非常に重いものになります。

場合によっては、患者さんが「このままでは生きている意味がない」「何のための治療かわからない」と思うぐらいに副作用がつらい状態であっても、医師が「まだ見込みがあるはず」と頑張ってしまうこともあります。そうした時、医師に「もう頑張りたくない」

と伝え、治療をやめる相談を切り出す勇気を持つことも、自分が穏やかに過ごすために大切だと思います。

「求める答え探し」は考えもの

診断や治療について迷うことがあったら、現在診療を受けている主治医とは別に、異なる医療機関の医師に「第二の意見」を求めるセカンドオピニオンもあります。セカンドオピニオンは、患者さんが納得のいく治療法を選択できるようにするためのものですが、がんは標準的な治療やガイドラインが存在するため、医師によって大きく意見が変わることは、基本的にはないと思ったほうが良いでしょう。

時折、自分が求めている答えを探して、何人もの医師を渡り歩く患者さんが見られますが、体力も時間も要しますし、繰り返すうちに気力も消耗してしまいます。大切な時間を有意義に過ごすためにも、やりたいことをやったり、行きたいところに行くという時間の使い方に切り替えられると良いと思います。

そして今、インターネット上にもさまざまな医療情報があふれていますが、なかには誤った情報もたくさんあります。薬にしても、基本的に効果が期待できる科学的根拠のある薬は、医師が処方できる薬になっています。ですから、ネット上にどれだけ「この薬が効いた」などと書かれてあったとしても、処方できる薬になっていないということは、少なくとも現時点では有効性が実証されていない薬なのです。情報を鵜呑みにしないよう、気をつけてほしいと思います。

14　がん終末期は、決断も行動もスピードが命

終末期は「今が一番元気」

津田麻里さん（仮名・39歳）。やっと授かった出産に向けて備えていた矢先、妊婦健診で卵巣がんが見つかりました。お腹に宿したわが子への影響を考えると、すぐにがん治療を始めることはできません。そこで妊娠三一週目まで胎児の成長を待ち、帝王切開で出産。出産後、すぐに抗がん剤治療をスタートしました。

治療を続けながらも、夫とともに子どもの成長を見守る日々を送っていた麻里さんの症状が深刻化したのは、子どもが三歳になった時。麻里さんは妊娠時から通っていた婦人科で治療を続けていましたが、病状が進み、私が週に一度外来診療を担当している病院の、緩和ケア内科にやってきました。

がんの場合、病院で抗がん剤の治療を続けながら、自宅で痛みなどの苦痛を取る緩和ケ

アを受ける体制もひとつの方法です。定期的に在宅医の訪問を受けながら、並行して病院に通院するといった在宅医療と外来を組み合わせたスタイルです。

麻里さんもしばらくの間、病院の婦人科に通院しながら治療を受けていましたが、そのうち、婦人科の医師から「もう使える薬がない。抗がん剤での治療はこれ以上難しいだろう」という話がありました。その話を受け、「思うように身体が動かなくなる日は、そう遠い先の話ではないのかもしれない」と麻里さんも感じたようです。お子さんと過ごす時間を最大限にしたいということで、「家族と一緒に、最期まで家で過ごしたい」と希望し、私が在宅医として緩和ケアを行う形で在宅医療生活がスタートしました。それは私が、麻里さんの余命は、あと半年ほどだろうと考えたタイミングのことでした。

現実と向き合うことで叶えられる希望がある

がんの終末期になると、通院できる状態から、身体を動かすのがつらくなるまでの期間がとても短く、急に身体が動かなくなってくるというのは、前述の通りです。

「自分に残された時間はあまりないかもしれない」と感じていた麻里さんは、子どものためにも、現実を知った上で、亡くなる前に準備がしたいと考えていたようです。ある時、麻里さんから「加入している生命保険の保険金をもらって、最後の家族旅行に行きたいけど、私、もうもらえる？」と切り出されました。

生命保険のなかには、「リビング・ニーズ」といって、被保険者（保険がかけられている人）が余命六ヵ月以内など一定の余命期間と診断された際に、死亡保険金の一部または全部を生前給付金として受け取ることができる特約があります。生命保険のうち死亡保険は、被保険者の死後、遺族の生活を支えることを目的としたものです。一方、リビング・ニーズは、「自分が生きているうちに保険金を受け取って、思い出づくりがしたい」という要望に応えることができる特約です。麻里さんが加入していた保険には、この特約が含まれていたことから、「まだ動けるうちに、リビング・ニーズ特約を使って旅行に行きたい」というのです。

この保険金をもらうための申請をするということは、余命が半年を切っている事実と向き合うことになります。私は麻里さんに「つらい現実と向き合うことになるかもしれないけれど、お話しして、大丈夫ですか？」と聞きました。すると麻里さんは、「自分がこの先、どうなるのかきちんと知りたい」と希望します。そこで私は予後を伝え、保険金の申請をするための書類にサインをしました。

麻里さんはその後、夫と子どもと家族水入らずの旅行に出かけました。疲れやすさはあったものの、食事も外出も、しっかりと楽しむことができたようです。帰ってきてから、食事のお品書きや写真を見せながら、思い出を語ってくれました。旅行から帰ってきて二週間後、麻里さんは腸閉塞になって入院し、それから食べるのが難しくなりました。以来、しばしば旅行を振り返っては「あの時に旅行に行けて、これでもかというぐらい食べておいて本当に良かった」としみじみ話していました。

麻里さんが息を引き取ったのは、家族旅行から帰ってきた一ヵ月後のこと。あの時、つらい現実としっかり向き合ったことで、最期の希望を叶えることができたのだと思います。

一週間で身体の状態が大きく変わることも

反対に、身体が動くうちに退院する時期を逃してしまい、最期の希望が叶わなかった方もいます。

抗がん剤治療のため入院していた、胃がん末期の田代義男さん（仮名・58歳）。残念ながら抗がん剤治療の効果が乏しく、症状も進行し終末期と判断されていましたが、病院主治医は「もう少し元気になったら治療できますから頑張りましょう」と励ましの言葉をかけていました。

主治医は義男さんを少しでも元気づけたいと考えていたのだと思います。ですが、事実ではない励ましは、時には間違った判断を生むことになりかねません。義男さんは「もう少し元気になったら」という医師の言葉を信じ、「今より体調が良くなったら、家に帰って身辺整理を含めた終活がしたい」と希望していたようです。

しかし、良かれと思った励ましや見守りが、時には悲しい結果を招くことがあります。義男さんは、主治医が「もう少し食事がとれるようになったら退院許可を出そう」と見守っている間に、がん終末期の身体の変化から、一日の大半をベッドで過ごす状態になってしまったのです。

この時、すでに歩くことも難しい状態にあり、「最期には家に帰りたい」という義男さんの願いを叶えるためには、今すぐに帰らないと時間がありません。主治医の退院許可でやっと自宅に戻れることになりました。

しかし、退院直後、私が在宅医として義男さん宅を訪問すると、義男さんはすっかりしょげています。ベッドで寝返りさえ打つことができない状態で、とても本人が希望する終活ができるような状態ではありませんでした。本人も「こんなつもりじゃなかった。この状態で家にいても何もできないから、病院に戻りたい」と結局、退院の翌朝には病院に戻ることになってしまいました。

義男さんは、ただ家に帰れば良いというわけではなく、終活をするために家に帰りたかったのです。私は義男さんの希望を叶えられなかったことが残念でたまらず、「もう少し早く帰ることができていれば……」と悔やまずにはいられませんでした。

入院している場合は、家に帰るチャンスを逃さないように

「できることなら早く家に帰りたい」というのは、入院中の患者さん誰もが望むことだと思います。

しかし、私はこれまで、家に帰るという決断を迷っている間に、動けるうちに、意識があるうちに退院するチャンスを逃してきた人を何人も見てきました。そういう患者さんを見るたびに、「もう少し決断が早ければ」と悔やまれてなりません。もちろん、退院するなら元気になって退院できるのがベストです。しかし残念ながら、終末期にはそうはいきません。しかし、見方を変えれば、元気にならずとも退院できるのが終末期で、これはど

んな病気でも同じことが言えます。なぜなら先述の通り、終末期には「入院していたほうがいい」という医療的な正解が存在せず、自宅でも病院とほぼ同じ医療が提供できるためです。治療ができる段階ではなくなったときは、むしろ自宅のほうが穏やかに過ごしやすい環境であることは、これまでご説明してきた通りです。

病状の理解と覚悟、そして家族がいる場合は家族の協力で、家に帰ることができます。ですから「この状態で家に帰るのは難しいだろう」と諦めずに、ぜひ「帰りたい」と主治医に伝えてみてください。もし主治医が「帰るのは難しい」と言う時は、本人や家族を気遣ってという場合もありますし、残念ながら、在宅医療をあまり知らない場合もあります。そのため主治医に難しいと言われた時は、そこで諦めずに、看護師やソーシャルワーカーを通じて、家に帰る覚悟があること、家に帰りたい希望をもう一度伝えてみましょう。

過ごしたい場所で過ごそうとするのは、自分勝手なことではありません。大切なのは、少しでも身体が元気なうちに、帰るチャンスを逃さないこと。希望を叶えるためにも、がん終末期には、できる限りスピード感を持って決断と行動をしてほしいと思います。

15　終末期は頑張らない選択も必要

無理な頑張りが症状を悪化させる場合もある

終末期になると、人は寝ている時間が長くなり、少しずつご飯が食べられなくなってきます。これは病気であっても老衰であっても同様で、スピード感はそれぞれ異なりますが、終末期には徐々に身体を動かすことができなくなりますし、エネルギーも必要としなくなってくるのが自然な変化です。

こうした状態は、人が死に向かう時の身体の自然な流れで、残念ながら回復することはありません。しかし、本人や家族からすれば「治療によって治る見込みのある状態」だと思ってしまいがちですし、そう思いたいものです。そのため、医師から説明されても、その現実を受け入れることがどうしても難しい方がいます。

例えば、老衰によって自然と食べる量が減ってきていた藤原三郎さん（仮名・95歳）。「もいのうな食べられないのか」と穏やかに過ごす三郎さんをよそに家族は「なんで食べられないの」「どこかに原因があるはずだ」と、躍起になって〝老衰以外の〟食べられない理由を探そうとし始めました。食べられない理由を本格的に探ろうとすると、検査入院が必要になってきます。

私は家族に、年齢によって食べられなくなってきている可能性が高いこと、仮に病気が見つかったとしても、年齢を考えると治療することが難しい可能性が高いことを伝えました。そして、高齢の身体には、検査や入院そのものが大きな負担になること。そして検査入院をしても結局原因がわからない可能性も高いこと。その上、認知機能が落ちたり、動けなくなったりと、今より具合が悪くなる可能性があることを伝えたのですが、家族は「一〇〇%断言できるわけではないなら、検査させる」と検査入院に踏み切ったのです。

五日間と短期間の検査入院でしたが、三郎さんは、その間にやはり体調が大きく悪化し、ぐったりとして退院してきました。さらにそこまで頑張った検査でも、結局大きな異常は見つからず、介助があると歩けていた三郎さんが、寝たきりになってしまいました。にもかかわらず、あろうことか家族は「病院がダメだったんじゃないか。別の病院で検査させてみよう」と言うのです。

これにはさすがに「もうやめてくれ、検査はしたくない」と三郎さんも声を上げ、私も家族のブレーキをかけなければと思っていたところ、家族の一人が「これ以上の検査こそが身体に毒だ」「年齢的なことだろうから、もう自然に見守ろう」とストップをかけたことで、二度目の検査入院は何とか免れました。本人は自分の状態を理解し、穏やかに過ごしていたはずなのに、現実を受け入れられなかった家族の行動によって、むしろ状態を悪化させてしまった悲しい例でした。

人は死期が近づくと、「食べないから亡くなる」のではありません。「亡くなる時期が近いから、食べなくなる」のです。同様に、「動かないから動けなくなる」のではなく、「亡くなる時期が近いから、動けなくなる」のです。

ですから終末期では、「頑張る選択」より、「頑張らない選択」が時に必要になってきます。「ご飯を食べたら元気になる」と信じ込み、「何とかご飯を食べて、元気になってほしい」という一心で、無理やりご飯を食べさせようとしたり、「歩かないと寝たきりになる」と信じ込み、「何とか歩けるようになってほしい」と願って、無理やりリハビリさせようとする家族を目の当たりにしたのは、一度や二度ではありません。私がこれまで終末期の患者さんを見てきたなかでは、本人が「つらい」と感じることは、無理に頑張らないほうが、むしろ長生きできるように感じています。頑張ってリハビリさせようとしたり、ご飯を食べさせようとしたりすることで、本人のつらさや苦しさが増す場合があるのです。ですから、終末期は無理に頑張るより、省エネが大切になってくるタイミングです。

頑張らない良さ

食べなくなってきたことや、動けなくなってきたことに対して不安を感じた時は、自分で判断して何かしようとする前に、主治医に「良くする手段は何かありますか？」「それとも、（病気が進行してきた）自然な身体の変化ですか？」などと聞いてみてください。死に向かう自然な状態である場合、大切な本人のことを思えば、それを受け入れる姿勢も時には必要です。

もちろん、寝たきりの状態でも負担のない、身体を楽にするための緩和的なリハビリであれば、問題ありません。しかし「歩けるようになろう」「動けるようになろう」という〝頑張る〟リハビリは、終末期の身体にふさわしいとは言えません。身体がきついと感じたり、苦しさを感じる場合には、リハビリは身体にとって良いとは言えないのです。

なかにはそれでも、「最後まで頑張り続けたい」「病気と闘い抜いて死にたい」と、頑張る選択を選ぶ人もいます。頑張る選択が、本人の心の支えになっている場合などは、無理にやめる必要はないと思いますし、それぞれの価値観で選んでもいいと思います。

しかし「頑張ったら良くなるはず」という誤解によって、頑張ってつらい思いだけが残るのは本末転倒ですし、家族の誤解で「もっと頑張らないと」と叱咤激励するのも、本人を苦しめるだけになってしまうことがあります。終末期を過ごす上では、がむしゃらに頑張ることが一番ではなく、むしろ頑張らない良さがあります。

やってあげたい気持ちが、逆効果になることもある

頑張らない選択は、食べられなくなった時の選択肢である点滴にも同じことが言えます。

人は、食べないから亡くなるのではなく、亡くなる時期が近いから栄養を必要としなくなり、食事をとらなくなるのは先述の通りです。身体はいわゆる脱水状態になっていきますが、そのおかげで、楽に最期を迎えることができるのです。人間の身体にプログラミングされている幸せな逝き方とも言えます。

ところがなかには、「点滴だけが頼みの綱」と、最後まで点滴することを望む家族がいます。もちろん、口から食事や水分がとれなくなったら、点滴によって栄養をとってほしいと思うのは自然な感情ですし、栄養が減ることで、死期を近くしてしまうのではないかと恐れてしまう気持ちもよくわかります。特に日本では、「口から食べられなくなったら、何とかして別の手段で栄養を入れてもらったほうが良い」と考える人が多く、点滴を支持する声が他国と比べて強い傾向もあります。

しかし最期が近づいた段階で点滴をすると、苦痛を増強させてしまうことがあるのです。点滴という一見利益をもたらすように見える医療行為が、かえって身体をつらくさせてしまう場合があります。

どういうことかと言うと、終末期で食べたり飲んだりしなくなっている身体は、水分や栄養を必要としていません。そのため水を入れたとしても、その水を身体がうまく利用できないため、むくんだり、腹水や胸水になって、息苦しくなることがあります。

私が研修医の頃は、どんな状況でも成人に必要な水分を点滴することが必要だと教わってきました。それが身体に必要だと信じてやってきましたが、二〇〇六年に発行された『終末期癌患者に対する輸液治療のガイドライン』（日本緩和医療学会）などにもあるように、終末期における必要な水分量は、必ずしもそうではないことが今ではガイドラインとしても記されています。点滴をしてはいけないわけではないですが、一定のラインを超えることでつらくなることがあるのです。

家族の「できることはやってあげたい」という気持ちは、とても大切なものです。しかし場合によっては、それが本人にとってハッピーな結果になるとは限らず、逆効果になる場合があります。大切な人が食べられなくなってくると、どうしても栄養や水分に目が向きがちです。しかし、家族ができることは他にもたくさんあります。例えば手を握ったり、好きな音楽をかけたり、アロマを焚いたりなど、ちょっとしたことでぐっと心地よく過ごせたりするものです。自分がしてもらって嬉しいこと、安心して気持ちよく過ごせそうだと思えることができたら良いと思います。

16　延命治療を正しく理解する

心肺蘇生の誤解

心肺停止は、命の終わりを意味しますが、場合によっては、心臓マッサージや人工呼吸などによる心肺蘇生によって、救命できる可能性もあります。例えば、道端で突然倒れて心肺停止している状態、不整脈などで一時的に心臓が止まっている状態の場合、その場ですぐに行う心肺蘇生によって命を救うことができ、その後、社会復帰できる可能性が十分にあります。

しかし、亡くなる時期が近いと予測される患者さんが心肺停止した場合には、残念ながら、心肺蘇生によって命が戻ってくることはありません。むしろ、心臓マッサージによって肋骨が折れてしまったり、身体を痛めてしまうこともあります。

二〇年以上前に私が研修医だったころは、最期を穏やかに看取るということは、病院ではほとんどできませんでした。亡くなる時期が近い人には、モニターがついていて、呼吸が止まり、心臓が止まったら、心臓マッサージと人工呼吸を行う心肺蘇生が当たり前のように行われていました。しかし、亡くなる時期が近いと予測されている患者さんの心臓が止まった時に心肺蘇生を行って、息を吹き返して意識まで戻ったという経験は、私は一度もありません。呼吸が止まると、家族は病室の外に出され、医療者が心肺蘇生を行います。その後、「精一杯手をつくしましたが……」と家族を再び病室に呼び戻すという、ある種〝儀式〟のような流れを、いつも悲しく感じていました。亡くなる前後の大切な時間を、家族から奪うような気がしていたからです。

その時代から、状況がだいぶ変わり、今は病状が深刻になって心肺停止した時に心肺蘇生を行っても回復の見込みがない場合は、事前に話し合いの上、呼吸や心臓が止まった時、心肺蘇生を行わない方針を取ることが増えてきています。

一方、その話し合いのなかで、自宅療養中の患者さんの心肺停止時に、心肺蘇生を希望される家族がいます。しかし、自宅での最期の瞬間は前述の通り、本人と家族だけのことが多く、医師や看護師がそばにはいない状況です。心肺蘇生は一分一秒を争うものですが、医師や看護師が自宅に駆けつけるには、それなりに時間を要します。もっと言えば、自宅では心肺蘇生に必要な機器や薬剤もそろっていないため、きちんとした蘇生処置を行うことは困難です。ですから、呼吸停止の時に心肺蘇生を希望される場合は、自宅で最期を迎えるのは難しいと考えたほうが良いと思います。

経鼻胃管や点滴も、胃瘻と同じ「延命治療」

「延命治療」というと、人工呼吸器や胃瘻をイメージする人が多いのですが、鼻からの管（経鼻胃管）や点滴も延命治療に含まれます。胃瘻に対するマイナスイメージが先行した時期があり、「胃瘻は良くない」という印象を持っている人が少なからずいる一方、延命治療に対する誤解が生じている面もあります。

例えば、「母は延命治療はしないと決めていたので胃瘻はしないです。点滴は延命治療にならないですよね？」「延命治療はしたくないから、鼻から管を入れてもらいました」というケース。延命という点においては、胃瘻も経鼻胃管も点滴も、人工栄養を送る方法が違うだけで、同じ延命治療です。

また、胃瘻はお腹に穴をあけることから、「経鼻胃管のほうが体に負担が少ない」と思われることがあります。確かに胃瘻は、穴を開ける最初の処置は負担が大きいですし、その時点での体力によっては、胃瘻を作れないこともあります。しかし、その後の生活を考えると、経鼻胃管より胃瘻のほうが、本人にとって負担が大きくなる点があります。

例えば、胃瘻の交換は半年に一回程度なのに対し、経鼻胃管は一ヵ月に一回程度の交換が必要です。経鼻胃管は、鼻の奥から胃まで管を通して栄養を送る方法ですが、管の入れ替えそのものが、本人にとって負担が大きくつらいものです。このつらい交換を一ヵ月に一度行うとなると、胃瘻より経鼻胃管のほうが、苦しみが増すとも言えます。さらに、胃瘻や経鼻胃管が入っていても、口から食べることはできますが、鼻の奥から管を通す経鼻胃管のほうが、ものを飲み込む時の弊害にもなります。

こうしたことを踏まえると、「胃瘻はかわいそう」「胃瘻以外の選択肢のほうが、負担が少ない」とは言い切れず、それぞれの手段にメリットもあります。胃瘻も経鼻胃管も点滴も、延命治療という意味合いとしては、すべて同じになることを理解した上で、よく考えて選択しましょう。

「とりあえず」はNG

こういった延命治療も、二〇年前は当然のように行われていました。当時は、延命治療をするかどうか、今のように本人の意思を確認するすべもなく、また意思決定をするための十分な体制がない状況でもありました。

その頃に有料老人ホームに入所していた私の患者さんで、食事がとれなくなったことをきっかけに、胃瘻を作った患者さんがいました。食事が食べられなくなった人は、胃瘻を作らないと施設に戻れない時代があったのです。延命治療が当然だった当時は、胃瘻を作るにあたって、患者さん本人や家族の希望について話し合われることは、ほとんどありませんでした。

ところがその後、二〇一二年に高齢者向けの意思決定プロセスのガイドラインができ、流れが大きく変わりました。延命治療を含め、医療や介護のケアについては、患者本人や家族らとのコミュニケーションを通し、みんなが共に納得できる合意形成と、それにもとづく選択・決定が大事だという流れに変わったのです。

こうした流れを受けて、前述の患者さんの家族から「本人も私たちも胃瘻を望んでいないのに作られてしまった。今から胃瘻を中止してほしい」と連絡がありました。しかし延命治療は、何らかの手段で一度人工栄養をスタートすると、「やっぱりやめます」と後から中止するのは基本的に難しいのです。

なぜなら命を支えている人工栄養をやめるという選択は、人工呼吸器のスイッチを切るのと同じ意味合いになり、命を終わらせる行為につながるからです。そのため、人工栄養を始める時には、「とりあえず」はもってのほかで、よくよく考えた上で判断することが大切です。

一昔前までは、前述の患者さんの家族のように、安易に延命治療を始められてしまったことで、葛藤に苛《さいな》まれる人がたくさんいました。こうしたことを二度と繰り返してはいけないと思います。

延命治療をするかしないかは、命に関わる非常に重い判断になります。家族であっても、決断することはとても難しいものです。私たち医療者も、決断するためのサポートはできたとしても、最終的に何を選択するかは患者さん本人や家族の判断です。本人が意思を伝えるのが難しい状態の場合には、家族がその判断を担うことになります。こうしたことから、延命治療に関する判断は、本人が自分の希望を周囲に伝えておくに越したことはありません。延命治療を巡って、家族が揉める場面を目の当たりにすることがありますが、多くの場合、本人の希望がわからない状態だからこそ、揉めるのです。

命が関わる究極の決断になりますが、大切なのは、家族みんなで正直な気持ちを話し合って選択すること。すぐに答えが出るような問題ではないため、日頃からお互いの価値観を知ろうとしたり、もしもの時について話し合える文化が家族間にあると良いと思います。

延命治療について、自分の意思を表明するのが、3章でご説明したリビング・ウィルです。最期まで自分らしく生き抜くためにも、元気なうちから話し合い、本人が自分の意思を周囲に伝えておくのがベストです。自分で決めることができたら、残された家族に、命に関する判断という重荷を背負わせることなく、自分らしい最期を迎えることができるのです。

17 「具合が悪くなったら入院」が良い選択とは限らない

たった三日間の入院で体力が大きく低下

例えば、九〇歳で難病を抱えながらも元気に過ごしていた高橋達志さん（仮名）。老化によって身体機能が少しずつ低下するなか、毎日読んでいた新聞を読まなくなってきました。もともと白内障があり、家族は「白内障が進んだせいで、新聞が読みづらくなったのでは」と言います。

家族は、達志さんに「以前のようにもっと元気になってほしい」という思いが強く、白内障の手術をするように促しました。達志さん自身は、「もういい歳だからなぁ。この歳になって手術は嫌だよ」と手術には消極的でした。高齢の身体には、手術ひとつが大きな負担を与えてしまうことも多く、私もその懸念を伝えたものの、家族の手術への意思は固く、達志さんは半ば強引に家族から説得される形で手術に踏み切ることになりました。その後、術後の回復のため、三日間の入院を要することになったのですが、このたった三日間で、達志さんの体力が大きく落ちてしまったのです。

入院中の生活は、その時間をほとんどベッドの上で過ごすことになります。私自身も、二〇代の研修医時代に、四〇度を超える高熱が続いたことがあり、二日間の入院生活を送ったことがありました。ところが、たった二日の入院にもかかわらず、起き上がろうとした時には身体がフラフラの状態。若くて健康な身体であってもそうなるのですから、高齢の身体にはなおさらのことです。

特に達志さんの場合には、目の手術であったことから、術後しばらくは眼帯をつける必要があり、ただでさえ制限されている動きが、さらに制約されました。結果的に達志さんは、三日間の入院中に身体を思うように動かすことができなくなり、体力も気力も低下。それから一ヵ月ほどで亡くなってしまったのです。

手術を希望したのは本人ではなく家族だったこともあり、残された家族はしばらくの間、強い後悔と深い悲しみに包まれていました。家族としては、本人のために良かれと思って提案した手術だっただけに、「(手術なんて)やらなきゃよかった」と涙ながらに話す姿は、いたたまれないものがありました。

高齢患者の入院は、時には身体の調子をかえって悪くする

高齢になると、身体機能が落ちるのはごく自然なことです。また、若い時と比べて、手術による身体への負担も大きくなります。そのため高齢の場合には、手術や入院をする選択が本当に適しているかどうか、立ち止まって考えてみる必要があると思います。良かれと思って治療や検査のために入院する選択をすることによって、治療した部分は良くなっても、全体としては入院する前より具合が悪くなってしまう場合や検査しても原因がはっきりせず、体力だけ落ちてしまう場合があることを、知っておいていただけたらと思います。

病院は、病気を治すことに集中する場所で、基本的にはベッドの上で過ごすことになります。生活に必要なものは、すべてベッド周りにある状態で、洗面やトイレなどもすぐ近くにあり、かつバリアフリーです。もちろんリハビリもありますが、それはあくまで限られた時間。こうしたことから、必然的に体を動かす機会がぐっと減ります。

一方、自宅での生活は、トイレに行ったり、何か物を取るなど、自分の用事や動きたいタイミングで少しずつ動きます。そのちょっとした動きがすべてリハビリにつながり、そ

れが身体機能を保つ大きな助けになるのです。

「具合が悪いからとりあえず入院して診てもらおう」と安易に入院を選択するのではなく、「今、入院するとどうなるのか」と一度立ち止まって考えてみることが大切だと思います。「できるだけ家で過ごしたい」と願うなら、「なるべく入院したくないのですが、家で治療することはできますか?」と医師や看護師に聞いてみてください。「今、入院することによって、動けなくなる可能性はないですか?」と単刀直入に聞いてみるのも手です。

私は、本人や家族が入院するか迷っている時、「どちらを選んだ方が後悔が少ないか」について一緒に考えるようにしています。病院で治療を受ける代わりに面会できなかったり、病気は治っても寝たきりになってしまう、場合によっては治療の甲斐なく、そのまま病院で亡くなることと、家で一緒に過ごしながら、できる限りの治療を行っても残念ながら自宅で亡くなること。いずれの場合も、最悪の事態になったことを想定して、どちらが後悔しないか考えるのです。

もちろん、なかには病院でしかできない治療もあるため、医療者に十分に確認した上で選択することが必須です。ただ先述の通り、基本的に終末期には、病院と自宅での治療方法に大きな違いはありません。むしろこの時期に体調を崩すと、医療の力より本人の体力が改善の鍵になることが多いです。そして本人の体力や体の機能を維持するには、生活する上で何かと動きを伴う自宅のほうが有利であることも、知っておいていただきたいと思います。

18　理想は、本人と家族と医療者・介護者がワンチームになれること

チームになれたら、豊かな時間をつくるお手伝いがしやすい

私たち在宅での療養生活を支えるスタッフは、患者さんや家族が、自宅で安心して快適に過ごせるようにサポートするのが仕事です。その役目を踏まえると、患者さんや家族が、私たち在宅医療を支えるチームに心を開いて、ひとつのチームのようになれたら、ケアが適切に進みやすいだけでなく、より豊かな時間をつくるお手伝いがしやすいように感じています。

例えば、約二ヵ月の在宅療養中に、思い切ってやりたいことを実現させた山田孝さん（仮名・57歳）と妻。夫婦揃ってある演歌歌手のファンだという孝さん宅には、その歌手の写真がびっしり貼られ、どれだけ筋金入りのファンなのかが一目瞭然です。

孝さん夫妻が、長年のファンだったその歌手のコンサートの抽選に当たったのが、在宅

医療が始まった直後のことでした。人気歌手なだけあり、コンサートのチケットは毎回争奪戦で、ようやく抽選に当たって手にした念願の機会です。

ところが当たった直後は大喜びだった孝さんですが、少し冷静になると「こんな身体でコンサートには行けるはずがない」「このまま大人しく家で過ごすしかない」と、無念という表情で諦めモードになっていました。妻もそんな孝さんを前に、「コンサートに行った先で、もし急な症状の変化があったら怖いし……」と残念そうに続けます。孝さん夫妻が抽選に当たってどれだけ喜んだかを知っていた私は、「自費の看護サービスを使えば、看護師の同行が可能ですよ」と提案しました。

保険適用となる訪問看護のサービスには制限があり、こうしたコンサートの外出への付き添いなどは自費サービスとなります。その分のお金はかかりますが、行ける可能性があるならお伝えせずにはいられません。お節介だと思いながらも「行くべき」だと背中を押したのです。その時、二人は「えっ、そんなことができるの?」「だったら行きたい!」と、ぱあっと表情が明るくなりました。

普段は杖をついて移動している孝さんですが、コンサート当日は車椅子を使い、酸素も持参。主催者には事前に事情を伝え、会場では車椅子でも通れるルートを案内してもらいました。看護師一人が観客席まで同行し、コンサート中は会場外のロビーで待機。何かあったらすぐに駆けつけられる体制です。妻と私たち医療者が、孝さんの望みを叶えるためのひとつのチームとなり、一丸となって取り組みました。

孝さん夫妻はコンサートを心から楽しまれたようで、「長年の夢が叶った」「みなさん、本当にありがとう」と満面の笑みで話されていました。医療者がそばにいるという安心感もあって、会場でもリラックスしてコンサートを堪能できたと言います。

孝さんが息を引き取ったのは、コンサートから一ヵ月後のこと。のちに妻からいただいた手紙に、コンサートに行けたのは「まさに奇跡」「皆さま方のご協力がなかったら、とても夢は叶いませんでした」とありましたが、夢と気がかりをしっかり話してくださったからこそ、ひとつのチームのようになれたからこそ実現できた夢だったと思います。私たちも心から嬉しそうなお二人に、とても元気をいただきました。

まず「何を大切にして過ごしたいか」から始まる

豊かな時間を過ごすためのお手伝いには、患者さん本人はもちろんのこと、家族とのコミュニケーションも欠かせません。そのため在宅医として関わる際、家族には最初の訪問診療時にはできるだけ同席してもらい、顔を合わせてお話ができるようお願いしています。対面が難しい時は、電話やオンラインで話す機会を持つなどし、訪問診療をスタートする際に、必ず家族と対話するように心がけています。

在宅医療では、何を大切にして過ごしたいかという本人や家族の希望をベースに、療養生活を組み立てていきます。そのため、本人と家族の価値観に触れる機会が欠かせず、それぞれの不安を解消していくことも大切です。

だからこそ、在宅医療を始める時に、本人と家族と医療者が、一緒に話し合える場があると良いと思っています。家族内でも価値観が違うのは、前述の通り。みんなが一同に会し、それぞれの思いを言葉にすることで、お互いの価値観を理解することができますし、そこで医療者も含めて、ひとつのチームになれると、後々大きな意識のズレが生じることなく、療養生活がスムーズに進む印象があります。

また前述の孝さんの例のように、本人の望みを叶えることについても、家族がいる場合には、家族も含めて一緒に相談します。希望を叶えることで生まれるリスクがあれば、それを患者さん本人にしっかり理解してもらい、家族の理解も得ながら、本人の希望を大切にしていきます。本人の希望はもちろん大切ですが、何らかのリスクがある場合には、遺される家族に後悔が残らないよう、本人と家族、そしてチームでしっかり話し合いを重ね、納得した上で選択していくことが大切です。

疑問はとことん聞き、意見やリクエストも言い合える関係が理想

療養生活をその人らしく穏やかに過ごすためには、チームで信頼関係を築けていることがとても大切です。この信頼関係によって「お任せします」となってしまうのではなく、「ここが困っています」「こういう時はどんな選択がありますか？」など、疑問や不安も遠慮せず相談してくださると、私たちも安心してケアを進めることができます。どんな風に過ごしたいのか、希望だけでなく困っていることや懸念も含めて具体的に伝え、それを叶えるためにどうしたらいいのか、自分たちも意見を出しながら、在宅医療のチームと議論できるような関係性が理想です。

私たち在宅医療のチームは、本人の体調についてだけでなく、本人をサポートする上での家族の悩みや困りごとなども、もちろん相談に乗ります。家族が心配することなく見守れるように努めるのも、私たちの仕事のひとつです。

19　遠い親戚に注意

在宅医療への誤解で生まれた言い争い

難病を発症して一〇年以上になる佐藤紀雄さん（仮名・67歳）。症状の進行によってだんだんと意思疎通が難しくなり、そのうち誤嚥性肺炎を繰り返すようになって、自分で食べることも困難になってきました。紀雄さんは妻と息子との三人暮らし。「最後まで家で過ごしたい。延命治療などはせず、自然な流れで過ごさせてほしい」と本人の希望がはっきりしており、その希望を自分で周囲に伝えていました。

妻も息子も、その希望を叶えられるように自宅で見守っていたある日のこと。一年以上、連絡を取っていなかった紀雄さんの姉一家が「一体どうなっているんだ」「こんなに状態が悪いのに、なぜ家にいるんだ」と乗り込んできたのです。姉は、懸命に看病していた紀雄さんの妻に、「家に置いとくなんて、どういうつもりなの！」「弟をないがしろにして！」と、強い口調で責め立てます。

妻も息子も、当然そんなつもりではなく、自宅で過ごしているのは、紀雄さんの強い希望があってこそ。ですが姉は、これまで連絡しても家に来ることもなく関わってこなかったために状況を知らず、「本当なの？」「自分たちに都合の良いように言っているだけじゃないの？」と、一向に疑う姿勢を崩しません。紀雄さんはすでに意思疎通が難しく、困った事態になりました。

最終的には、「姉一家から何を言われてもいいから、本人の希望を叶える」と、義姉と縁を切る覚悟で、妻と息子だけで見守ることに。結果的に最後まで自宅で過ごすという紀雄さんの希望は叶えられましたが、限られた時間に決着のつかない言い争いが生まれたことで、大切な人を穏やかに見守りたいはずの妻や息子の貴重な時間が奪われる事態になりました。また、その言い争いが紀雄さんにも聞こえていたとしたら、とても悲しい思いをしたのではないかと思います。

まだまだ病院で亡くなる人が多い現在、在宅医療がどんなものなのかを知らなかったり、「自宅でできる医療なんてない」などの誤解を持っている人がいます。そうした場合、「病院に行けば良くなるのに、なぜ行かないんだ」と、自宅で過ごしていることを責め立てる行動に出てしまうケースがあります。

意見がありそうな親戚がいないか事前に確認

特に注意が必要なのが、日頃そこまで連絡を取り合っているわけではない、遠い親戚の存在。終末期を見守る家族を見てきたなかで、事態が混乱してしまうのは、多くの場合、遠くの親戚が突然現れた場合です。本人が「最後まで自宅で過ごしたい」と希望しているのに、突然出てきた親戚が「病院に行ったら治せる」「今すぐ入院させないと」と意見するケースを、何度か目の当たりにしました。

そのため、自宅で最期を迎えることを選択した時は、ほかに意思決定に関わりたい親戚がいないかどうか、早い段階で確認しておくことをおすすめします。もし関わりたい親戚がいる場合には、早めに状況を伝えて自宅で過ごす選択について話し合ったほうが良いでしょう。一番大切なのは本人の希望で、次に大切なのは、本人との関わり度合いが高い家族の思いだと思います。遠い親戚が出てきそうな場合には、本人や家族の思いを伝えた上で、状況を正しく説明することで、こうしたトラブルはある程度は回避することができます。

一番良いのは、本人が周囲に「最後まで家で過ごしたい」という自分の希望を伝えておくこと。この時、家族だけでなく、遠い親戚にも本人の口から伝えられるに越したことはありません。また前述のリビング・ウィルのように、自分の希望を書面に記したものがあると、本人と意思疎通が取れなくなった時にも示すことができます。大切なのは、差し迫った状況になってから話すより、できるだけ時間や気持ちに余裕があるうちに話し合うこと。そのほうが周囲からの同意も得られやすいと思います。

限られた大切な時間を心穏やかに過ごし、誰にも悲しい思いをさせないためにも、自分の希望はなるべく周囲に伝えておきましょう。

20　家族も自分の人生を大切に

外の世界があることで、バランスが取れることもある

幼稚園教諭として長年仕事を続けている佐藤敏子さん（仮名・57歳）。認知症の九一歳の母親と二人暮らしで、介護保険サービスを活用しながら、仕事と介護を両立させています。私は母親の在宅医療の担当医として訪問診療を続けるなかで、介護と仕事の両立に奮闘する敏子さんの様子を見てきました。

介護保険サービスには、自宅で利用する訪問介護や訪問看護、日帰りで施設を利用するデイサービス（通所介護）やデイケア、短期間施設に宿泊するショートステイや特別養護老人ホーム、有料老人ホームなどの施設など、さまざまな種類があります。

このうち敏子さんの母親が主に利用しているのが、デイサービスです。デイサービスの施設には介護職員らが常駐しており、入浴や食事、排泄などの介助をしてくれるほか、レクリエーションを楽しむこともできます。母親は敏子さんが仕事に出かけている間、朝九時から夕方五時までデイサービスで過ごしていました。

「仕事が生きがい」と話す一方で、母親のことをとても大切にされている敏子さんは、母親が楽しく通えそうなデイサービスを入念に検討し、利用を決めました。自身の勤務時間中は介護職員が見守ってくれていることで、「安心して仕事に取り組める」と言っていました。

そんな敏子さんですが、肺炎で一時期入院していた母親が退院してから、仕事を休んで介護に専念していた時期がありました。その頃の敏子さんは、常に母親のことで頭がいっぱい。母親のちょっとした変化がとても心配で、一日に何度も相談の連絡が入ることもありました。「お母さんの介護がすべて」という毎日を送るなかで、知らず知らずのうちに心の余裕がなくなっていたのでしょう。

目の前で娘が不安定になっている様子を見て、母親にも不安が伝染して落ち着かず、それを見てさらに娘が心配になるという負の連鎖が起こるようになり、「仕事から離れて介護に専念する」という敏子さんの選択に限界が見え始めていました。

幼稚園教諭という仕事が好きで、介護に集中する日々のなかでも「仕事に戻りたい」という気持ちを持ち続けていた敏子さんは、介護に専念して二年を迎えた頃に、仕事に復帰。それ以来、再び介護保険サービスを活用しながら仕事と介護を両立し、現在に至ります。

仕事に復帰してからの敏子さんは、不安定で感情的になりやすかった面も随分と落ち着き、生き生きとした表情に変わりました。介護以外に必要とされる場所があることが、ポジティブな変化を生んだようです。

そして、再びデイサービスに通い始めた母親にも前向きな変化がありました。施設では同年代の利用者さんと話すようになり、家でも敏子さんとの会話が増えたと言います。こうした二人の変化を間近で見るなかで、外の社会とのつながりや自分の時間を持つことは、患者さんにとっても家族にとっても本当に大切なものだと改めて実感しました。

介護で仕事を辞めない

在宅医療が必要になった時に大切なのは、必ずしも家族が直接介護に関わることだけではありません。「自宅で過ごしたい」という思いを支える方法には、さまざまな手段があります。同じ病気であっても、患者さんの性格や病気の受け止め方、家族の環境などで選択はそれぞれ変わってきます。何が正しいということはなく、大事なのは、それぞれの状況や思いに合う選択です。

私は時々、企業に出向いて介護について講演をさせていただく機会がありますが、その際には必ず「支えるご家族が、介護のために仕事を辞めることは避けてください」とお伝えしています。経済的な問題も理由のひとつですが、支える側である家族の人生も大切にしてほしいと思うからです。

在宅医療は「本人がどう過ごしたいか」ということはもちろんですが、「家族がどう支えていきたいか」という点も大切です。つらいことではありますが、患者さんが最期を迎えられたあとも、残された家族の人生は続きます。

その渦中にいる時は、目の前のことで精一杯になるのは当然ですが、「今」の過ごし方を考えるだけでなく、その「あと」の自分の過ごし方についても、ぜひ視野に入れていただきたいのです。

介護が必要な状況に直面して、「介護の担い手が自分しかいない」「とりあえず仕事を辞めたら何とかなる」と思うのは、絶対に避けたいことです。とりあえず仕事を辞めても、どうにかなるのはほんの一瞬で、どうにもならないことがたくさん出てきます。大事なことなので繰り返しますが、自分が直接的に手を出すことだけが介護ではありません。ですから、まずは仕事を続けながら介護を両立できる方法を地域包括支援センターやケアマネジャーと相談しながら検討することから始めてほしいのです。

仕事と介護の両立は困難なものだと捉えられがちですが、訪問介護やデイサービス、ショートステイなど、さまざまな介護保険サービスをうまく組み合わせることで、家族の負担を軽くできます。実際に、そうしたサービスをうまく使うことで、フルタイムで働きながら介護を継続されている方はたくさんいます。保育園や幼稚園を利用して、子育てと仕事を両立している方がたくさんいるのと同じです。

「介護休業」は、介護と仕事の両立のための準備期間

一方、介護を始める時や、介護を続けてきたけれど入院などで状況が変わった時など、まとまった時間を確保しなくてはいけない場面が出てくることもあります。そんな時に大きな助けになるのが、「介護休業」という制度です。

介護休業は、家族に介護を必要とする人がいる場合に長期の休みを取得できる制度で、法律で保障されています。要介護状態（二週間以上常に介護を必要とする状態）で介護が必要

な家族一人につき、通算九三日まで休みを取ることができます。また最大で三回まで、分割して取得することも可能です。雇用保険の被保険者で、一定の要件を満たす方であれば、介護休業期間中に休業開始時賃金月額の六七％の介護休業給付金も支給されます。取得する条件等は会社によって異なる場合があるため、詳しくはお勤めの会社に確認してください。

ここで大切なのは、「いつ」介護休業を取得し、「何を」するかということ。介護休業というのは、基本的には「仕事と介護を両立できる体制を整えるための準備期間」としての休業期間で、自らが介護を直接担うためにあてる期間ではありません。

介護休業は、例えば役所への申請や、デイサービスの見学、地域包括支援センターやケアマネジャーへの相談、家族で介護の分担を決めるなど、あくまで「これから介護と仕事を両立する上で、できる限り無理なく続けるための段取りをする期間」と考えましょう。段取りが必要なことはたくさんあり、また役所関係は平日しか開いていないこともあるため、準備期間としての休業期間が必要になります。

がん終末期は、介護休業＝介護期間とすることを検討

介護休業は、介護と仕事との両立のための準備期間として利用するとご説明してきましたが、がんの終末期の家族を見守る場合などは例外です。この時は、介護休業＝自分が介護する期間にあてることも検討します。がん終末期に、身体を動かすのがつらくなってから亡くなるまでの期間は、数週間から二ヵ月程度。個人差はあるものの、前述の通り急に状態が変化します。そのため、もし自分が直接介護に関わりたいと思ったら、動くのがつらくなってきたタイミングで介護休業を取得したほうが良く、そのための準備を事前にしておくことが大切です。少なくとも介護休業の取得方法や、申請してから取れるまでの時間などを会社に確認するなどして調べておきましょう。

この段取りを始めるタイミングは、早いに越したことはありませんが、「医師から緩和ケア病棟や在宅医療の話が出た時」をひとつの目安として考えるといいでしょう。多くの場合、この話が出た時には、介護休業の取得に向けて、動き出したほうがいい時期ということになります。

実際にいつ介護休業を取るかというタイミングは、家族だけで判断するのは難しいこと

なので、主治医や看護師、病院の相談室などに相談しながら、大事な家族の介護のために取得する時期を決められるといいと思います。

短期間の休みには「介護休暇」を

この介護休業とは別に、通院の付き添いなどで短期間の休みが必要な場合には「介護休暇」制度を利用することができます。介護休暇は、一日または時間単位で取得できる休みです。

介護を受けられるようにケアプランを作成したり、介護サービス事業者との調整の役割も担ったりするケアマネジャーとの短時間の打ち合わせに利用したり、介護保険を申請したりする時などにも活用できます。対象家族が一人の場合には年に五日まで、二人の場合には年間一〇日まで取得することができます。

少子高齢化が進むなか、仕事と介護との両立のための法的な整備は進んでいます。必要に応じて制度を利用し、介護保険サービスもうまく活用しながら、自分で「介護をし過ぎない」仕組みをつくっていくことが大切です。介護がまだ始まっていない方も、事前にこうしたことを知っておくと、いざという時に慌てないですみます。介護はいつ始まるかわからないからこそ、使える制度やサービスにどんなものがあるのか、介護に直面した時にどこに相談すれば良いのかを知っておきましょう。

自分の「やってほしいこと」をしてもらう

家族が自分の人生も大切にするという意味では、本人の希望を叶えるだけでなく、自分が〝やってあげたいこと〟をしたり、時として、〝やってほしいこと〟をしてもらうのもひとつだと思います。

これは私自身の経験になりますが、今は亡き母が、外出できるのが最後かもしれないというタイミングだった日、母と一緒に近くの量販店に行き、甚平を選んでもらいました。ちょうど夏祭りが近い時季で、母がもし夏祭りまで生きていられたら、一緒に甚平を着ようと思ったのです。直感的に「今を逃したら、もう母と一緒に買い物に行くことはないかもしれない」「母に何かを選んでもらうのは、最後のタイミングになるかもしれない」とも思いました。その日、母に選んでもらった甚平は、その後の自分を支えてくれる大切な思い出の品になっています。

残された時間で、本人の希望を叶えることももちろん大切ですが、大事な人がいなくなった後、自分の人生の支えになるような思い出をつくることができたら、大きな糧になると思います。支える側の家族が、これからの人生を豊かに過ごすためにも、自分がしてほしいことをしてもらうのも大切だと考えています。

困ったらいつでも相談できる

自宅で過ごすなかで、不安なことや心配事が出てくることは、患者さん本人だけでなく家族にもあると思います。家で過ごすなかで困ったことや悩みが出てきたら、ぜひ在宅医療に携わる医療者や介護者に、相談してほしいと思っています。患者さんだけでなく、家族の悩みにも寄り添うのは、私たちの役割のひとつです。時折、「医師や看護師に相談していいのは、患者本人の病状についてだけ」と誤解されている人がいるのですが、在宅医療を進めるなかで起きている困りごとは、ぜひ抱え込まずに口にしてほしいと思います。

例えば、心不全末期で入院していた小泉義仁さん（仮名・65歳）。要介護3の八〇代の母親と妻との三人暮らしで、妻が母親の面倒を見ながら暮らしています。心不全末期というのは、たとえ動ける状態であっても、心臓を守るために極力動いてはいけないという難しい時期です。義仁さんの場合は特に、比較的身体が動かせる状態にあったため、在宅で過ごす場合には、なるべく動かないように家族が見守ることが大事でした。

　本人と家族の希望で、家に帰ることを決断した矢先のこと。義仁さんの妻に疲労がたまり、一時的に体調を崩してしまいました。その時、義仁さんは「家内は頑張って世話をしようとしてしまい、一人で抱えて疲れてしまうんです」とポツリ。それから慌てて、「あ、こんなこと先生は関係ないのに、話してしまってすみません」と言うのです。

　関係ないどころか、妻に負担が集中しがちだという点は、これから在宅医療を始めるにあたって、私たちがケアの方針を立てる上でも、とても重要なポイントです。誰か一人に負担が集中する状況を防いだり、家族が疲れ過ぎないようにサポートを行うには、本人を支える家族の状況を知ることが非常に大事です。私は義仁さんや妻にも同様の話をし、「在宅医療を行う上での、本人や家族の心と身体に関わる心配事は、ぜひ遠慮せずに話してほしい」と伝えました。

　在宅医療を進める上で、療養する環境がなるべく良い状態にあるようにサポートするのは、私たち医療者や介護者の責任のひとつです。悩みや困りごとがあったら、「こんなこと話してもダメだろう」「自分たちで何とかしないといけない」と無理に抱え込まずに、医師や看護師を始め、ケアに関わる人にぜひ話してほしいと思います。

21 かける言葉と幸せ感じ力

必要以上の励ましや、治療方針に関わる発言は控える

重大な病気であることを告げられた時や、「これ以上の治療ができない」と宣告された時、また大切な方を亡くされた時などに、何とか相手を励ましたいという一心で、一生懸命考えた言葉をかけたことはないでしょうか？　もちろん私も、これまで数多くそうした経験があります。

しかし時々、良かれと思ってかけたその言葉に対して、悩んでしまう患者さんの姿を見かけます。そして私自身も、母を亡くした時に、周りから一生懸命励ましの言葉をかけられた時、つらくなってしまった経験があります。こうしたことから、相手がつらい状況にある時に、無理に何かを言おうとしたり、取り繕ったコミュニケーションを取ろうとしなくても良いのではないかと思うようになりました。

基本的に相手を思いやっての言葉であれば、自分が伝えたいことを伝えたらいいですし、病気とまったく関係のないことを話して時間を過ごしてもいい。無理してかけた言葉なのか、自然な言葉なのかというのは、相手にも伝わるものだと思うのです。

一方で、言わないほうが良いこともあります。例えば「頑張って」「きっと治るよ」などの必要以上の励ましや、「何かもっと別の方法があるんじゃない？」など治療方針の選択に関わるような発言です。

実際に、終末期の患者さんが、これらの言葉について、「どう受け止めたらいいのかわからない」と、深いため息をつきながら打ち明けてくれたことがあります。

「頑張ってって、もう十分頑張ってるよ」「治せるなら、もう治してもらってるよ」「ほかに方法があるなら教えてもらえるでしょ？」「あきらめないでって、私だってあきらめたくないけど、でも仕方がないでしょ？」

相手が良かれと思って励ましてくれるのはわかっていても、心のなかで、こんな気持ちが渦巻くのだといいます。

一番つらくて葛藤を抱えているのは、具合の悪い本人です。励まそうと発した言葉が、現実を受け入れた上で、今できることをしようとしている本人からすれば、否定するような言葉に聞こえることもあります。本人や家族が悩んで出した選択に対して意見するのは、なるべく控えたほうが良いと考えますし、無理な励ましが追い詰めてしまうこともあります。ですから、本人の意思や選択を尊重することを忘れず、肩の力を入れて構え過ぎずに、自然に振る舞えたら良いと思います。

無理に言葉をかけなくてもいい

大切な人を少しでも元気づけたいと思った時、かける言葉が見つからない時がありま す。私はそんな時は、何も言葉をかけずに黙っていてもいいと思っています。それは、何か見繕って無理にかけた言葉は、やはりどこかに違和感があると思うから。実際に患者さんから、「無理して言葉をかけられることがつらい」という声を聞くことがあります。かける言葉が見つからないなら、「かける言葉が見つからない」「何て言っていいかわからない、ごめん」と正直に言うのもありでしょう。もちろん、かけたい言葉が出てきたら、素直にそれを話したら良いのです。

「とにかく言葉をかけてあげなくては」というのは違います。かけてほしい言葉や受け取り方は、人によって違うものですし、そもそも何か言葉をかけてほしいかどうかも人それぞれだからです。

出てこない言葉はかけない。とてもシンプルなことですが、私はこれに尽きるものはないと考えています。

幸せ感じ力

「がん末期と知ったおかげで、死ぬ準備ができて良かった」

これは、ある末期がん患者（76歳）本人が言った言葉です。残された時間がわずかであることを知ったつらさは相当なものだったと思いますが、「余命がわかるから、がんで良かった」「末期と知ることができて、死ぬための準備ができるのは、ある意味幸せよね」と明るく話す姿が、とても印象的でした。実際にこの患者さんは、家族に面と向かって、遺言のような内容を伝えることができたそうで、「そんなこと、余命がわかってないとわざわざ言わないじゃない？」「今までのお礼もちゃんと言えたから、もう安心」と嬉しそうに話してくれました。

別の患者さんで、「がんになったおかげで、なかなか会えなかったみんなが集まってくれて嬉しい」とニコニコ話してくれた人もいました。つらい思いを受け止めた上で、こうして明るくいられる姿には、どんな年代の人にも共通する、人生を過ごす上で大切なものが詰まっているように思えました。

物事を明るい方向から見るか、それとも暗い方向から見るかで、人生の豊かさが変わってくるように感じます。それは最期の過ごし方についても同じことで、これまで患者さんの看取りをしてきた経験から思うのは、物事をプラスの面から見られる人ほど、自分なりに納得のいく最期を迎えられる人が多いということ。心の持ちよう次第で、限られた時間の充実度が、こうも変わってくるかと思わされることがあります。

例えば、食が細くなってきた患者さんの家族が、たとえ一口でも食べられたことを喜ぶか、それとも「全然食べなくなってしまって……」と落ち込むかの違い。「一口食べられた」と見るか、「これしか食べられない」と見るかによって、同じ物事でも捉え方が大きく変わってきます。

これは病気の捉え方も同じで、例えば「がんで良かった」と言える人と、「がんなんてつら過ぎる」と言う人がいます。もちろん、がんを患うことは誰にとってもつらくて酷なことですが、それでも「余命を知って、死ぬ準備ができる」と見るか、「余命を知るなんてつら過ぎる」と見るかで、過ごし方も変わってくると思うのです。

見守る家族についても同様で、例えば本人が亡くなった後、「あの時もっとこうできた」「あの時こうしたのが良くなかったのでは」と、後悔ばかりしてしまう家族がいます。実際に私の患者さんの家族でも、亡くなってから半年も経った後に、「あの時、もっとこうしたら良かったのかもしれないと思って……」と電話をかけてきた人もいました。もちろん大切な人の死は誰にとってもつらく悲しいものですが、後悔ばかりしていると苦しくなりますし、誰のためにもなりません。


同じ話であっても、受け止め方によって心のありようが変わってきます。だからこそ、物事をなるべく明るいほうから見ていけたらと思います。どれだけ嫌なことであっても、現実が変わるわけではないのなら、自分が楽に感じられる捉え方ができるに越したことはないと思うのです。なぜなら、心のありようによって、残された時間の過ごし方も変わってくれば、時間の感じ方も変わってきますし、何より幸せに過ごせると感じるからです。

もちろん頭ではわかっていても、気持ちがついていかないという人もいるでしょう。ですが、貴重な時間をいかに有意義に過ごすかに気持ちを切り替えて考えたほうが、本人も家族も救われるはずです。マイナスな方向に流れそうになった時こそ、何かプラスの見方はないかなと、立ち止まって考えてみてください。同じ物事でも、少し違う角度から見るだけで、プラスに感じられることがあるかもしれません。

また、後から振り返ったとき、その時々に選択してきたことがベストだったと思えるのも大事なことです。過ぎた時間も、マイナスな見方をするより、振り返って「これで良かった」と思えたほうが幸せです。そして、日々そうした見方を積み重ねていくことが、きっと自分らしい幸せな最期につながるはずだと信じています。

おわりに

最後まで読んでいただきありがとうございました。

学会に参加した帰り道、医療や看護のあり方について、これから自分たちに何ができるかと、私の師匠である看護師の安藤仁子《さとこ》さんと熱く語り合っていた時のこと。「あとどれくらい働けるのか？」と定年までの年数をカウントし、人生の折り返し地点を過ぎたことに気づきました。あっという間に、老眼鏡のお世話になる年頃です。

「生き方も逝き方も自分らしくあってほしい」と願うものの、人生の最終段階について考えることは、普段の生活のなかではなかなかないと思います。そこで、私が日々の診療を通じ患者さんやご家族から教わった人生の最終段階の豊かな過ごし方や幸せな最期の迎え方についてお伝えすることで、みなさんがこれからの人生を考える上でのお役にたてればと思い、この本を書かせていただきました。

知っていて選択しない（やらない）ことと、知らなくて選択できない（やれない）ことは、たとえ結果は同じだったとしても、人生の最終段階にとって大きな違いがあると思います。自宅で療養することや自宅で最期を迎えることが万人のベストではないですが、誰もが当たり前に考える選択肢のひとつになることを願っています。また、残された時間を知ることで考えられる選択もあるかもしれません。誰もが、後悔なく過ごせる選択ができたらいいなと思います。

「死」について考えることは避けたいことかもしれませんが、「我が人生、ぼちぼち良かった！」と納得して旅立てるよう、一度立ち止まって自分の人生の最終段階について考えていただけたらと思います。どこで過ごして、どんな医療や介護を受けて、何をしたいか。考えはじめると、「自分の人生ももうすぐ終わりか……」と思う方もいらっしゃるかもしれません（私も時々そう思います）。ですが、せっかくの自分の人生、限りある時間をどう楽しく過ごし切ろうかと、前向きに考えましょう。

物事を明るい方向から考える「幸せ感じ力」は、私にも欠落している自覚があります（苦笑）。私もまだまだ修業中だからこそ、お伝えしたかったところでもあります。いつか身につけられる秘訣がまとまったら改めて本にしたいと思っています。限られた人生、幸せをいっぱい感じて生き抜きたいですね！

最後に、大切なことを教えてくれた患者さんやご家族の皆さん、そしていつも一緒に働いてくれる仲間たちにこの場を借りて感謝です。講談社の田中浩史さん、アップルシード・エージェンシーの鬼塚忠さん、有海茉璃《ありうみまいり》さん、ライターの松岡かすみさん、共に働く堤円香《まどか》さんに感謝を込めて！

二〇二三年七月

中村明澄

中村明澄

医療法人社団澄乃会理事長。向日葵クリニック院長。緩和医療専門医・在宅医療専門医・家庭医療専門医。2000年東京女子医科大学卒業。山村の医療を学びに行った学生時代に初めて在宅医療に触れる。病気がありながらも自宅で生活を続けられる可能性に感激し在宅医療を志す。11年より在宅医療に従事し、12年8月に千葉市のクリニックを承継。17年11月に千葉県八千代市に向日葵クリニックとして移転。向日葵ナースステーション（訪問看護ステーション）・メディカルホームKuKuRu（緩和ケアの専門施設）を併設し、地域の高齢者医療と緩和ケアに力を注いでいる。病院、特別支援学校、高齢者の福祉施設などで、ミュージカルの上演を通して楽しい時間を届けるNPO法人「キャトル・リーフ」理事長としても活躍。

講談社＋α新書《プラスアルファ》 869-1 B

在宅医が伝えたい

「幸《しあわ》せな最期《さいご》」を過《す》ごすために大切《たいせつ》な21のこと

中村明澄《なかむらあすみ》 ©Nakamura Asumi 2023

2023年8月21日第1刷発行

発行者―― 髙橋明男

発行所―― 株式会社 講談社

東京都文京区音羽2-12-21 〒112-8001

電話 編集(03)5395-3522

販売(03)5395-4415

業務(03)5395-3615

デザイン―― 鈴木成一デザイン室

構成―― 松岡かすみ

著者エージェント― アップルシード・エージェンシー

カバー印刷―― 共同印刷株式会社

印刷―― 株式会社新藤慶昌堂

製本―― 株式会社国宝社

KODANSHA

定価はカバーに表示してあります。

落丁本・乱丁本は購入書店名を明記のうえ、小社業務あてにお送りください。

送料は小社負担にてお取り替えします。

なお、この本の内容についてのお問い合わせは第一事業本部企画部「＋α新書」あてにお願いいたします。

Printed in Japan

ISBN978-4-06-533264-1

講談社＋α新書

トヨタ チーフエンジニアの仕事
北川尚人
GAFAも手本にするトヨタの製品開発システム。その司令塔の仕事と資質を明らかにする
968円 829-1 C

ダークサイド投資術 元経済ヤクザが明かす「アフター・コロナ」を生き抜く黒いマネーの流儀
猫組長（菅原潮）
恐慌と戦争の暗黒時代にも揺るがない「王道の投資」を、元経済ヤクザが緊急指南！
968円 830-1 C

カルト化するマネーの新世界 元経済ヤクザが明かす「黒い経済」のニューノーマル
猫組長（菅原潮）
投資の常識が大崩壊した新型コロナ時代に、元経済ヤクザが放つ「本物の資産形成入門」
968円 830-2 C

シリコンバレーの金儲け
海部美知
「ソフトウェアが世界を食べる」時代の金儲けの法則を、中心地のシリコンバレーから学ぶ
968円 831-1 C

認知症の人が「さっきも言ったでしょ」と言われて怒る理由 5000人を診てわかったほんとうの話
木之下徹
認知症一〇〇〇万人時代。「認知症＝絶望」ではない。「よりよく」生きるための第一歩
968円 832-1 B

成功する人ほどよく寝ている 最強の睡眠に変える食習慣
前野博之
記憶力低下からうつやがんまで、睡眠負債のリスクを毎日の食事で改善する初のメソッド！
990円 833-1 B

健康本200冊を読み倒し、自身で人体実験してわかった **食事法の最適解**
国府田淳
これが結論！　ビジネスでパフォーマンスを240％上げる食べ物・飲み物・その摂り方
990円 834-1 B

なぜネギ1本が1万円で売れるのか？
清水寅
ブランド創り、マーケティング、営業の肝、働き方、彼のネギにはビジネスのすべてがある！
968円 835-1 C

藤井聡太論 将棋の未来
谷川浩司
人間はどこまで強くなれるのか？　天才が将棋界を席巻する若き天才の秘密に迫る
990円 836-1 C

藤井聡太はどこまで強くなるのか 名人への道
谷川浩司
最年少名人記録を持つ十七世名人が、名人位に挑む若き天才と、進化を続ける現代将棋を解説
990円 836-2 C

わが子に「なぜ海の水はしょっぱいの？」と聞かれたら？ 尊敬される大人の教養100
「大人」とは何か？研究所 編
地獄に堕ちたら釈放まで何年かかる？　会議、接待、スピーチ、家庭をアゲる「へえ？」なネタ！
858円 837-1 C

表示価格はすべて税込価格（税10％）です。価格は変更することがあります